Hotelaria hospitalar
Gestão em hospitalidade e humanização

OBRA ATUALIZADA CONFORME
O **NOVO ACORDO ORTOGRÁFICO**
DA LÍNGUA PORTUGUESA.

Dados Internacionais de Catalogação na Publicação (CIP)
(Jeane Passos de Souza – CRB 8ª/6189)

Boeger, Marcelo

Hotelaria hospitalar: gestão em hospitalidade e humanização /
Marcelo Boeger. – 3. ed. rev. – São Paulo: Editora Senac São Paulo,
2018.

Bibliografia.
Glossário.
ISBN 978-85-396-2443-0 (impresso/2018)
e-ISBN 978-85-396-2444-7 (ePub/2018)
e-ISBN 978-85-396-2445-4 (PDF/2018)

1. Hospitais – Administração   2. Serviços de saúde – Administração
3. Hotelaria Hospitalar   4. Hotelaria   5. Hospitalidade   I. Título

18-804s   CDD-362.1068
                                                 647.94
                                       BISAC MED003000
                                             BUS081000

Índice para catálogo sistemático:
1. Administração de hotelaria hospitalar:
    Técnicas de organização   362.1068
2. Hotelaria: Hospitalidade   647.94

Hotelaria hospitalar

Gestão em hospitalidade e humanização

Marcelo Boeger

3ª edição revista

Editora Senac São Paulo – São Paulo – 2018

ADMINISTRAÇÃO REGIONAL DO SENAC NO ESTADO DE SÃO PAULO
Presidente do Conselho Regional: Abram Szajman
Diretor do Departamento Regional: Luiz Francisco de A. Salgado
Superintendente Universitário e de Desenvolvimento: Luiz Carlos Dourado

Editora Senac São Paulo
Conselho Editorial: Luiz Francisco de A. Salgado
Luiz Carlos Dourado
Darcio Sayad Maia
Lucila Mara Sbrana Sciotti
Luís Américo Tousi Botelho

Gerente/Publisher: Luís Américo Tousi Botelho
Coordenação Editorial: Ricardo Diana
Prospecção: Dolores Crisci Manzano
Administrativo: Verônica Pirani de Oliveira
Comercial: Aldair Novais Pereira

Edição de Texto: Leia Maria Fontes Guimarães
Preparação de Texto: Ana Catarina M. F. Nogueira
Coordenação de Revisão de Texto: Janaina Lira
Revisão de Texto: Ana Beatriz Viana Souto Maior, Ivone P. B. Groenitz, Jussara Rodrigues Gomes,
Luiza Elena Luchini, Maristela Nóbrega
Projeto Gráfico e Capa: Antonio Carlos De Angelis
Editoração Eletrônica: Marcio S. Barreto
Coordenação de E-books: Rodolfo Santana
Foto da Capa: Getty Images
Impressão e Acabamento: Gráfica CS

Proibida a reprodução sem autorização expressa.
Todos os direitos desta edição reservados à
Editora Senac São Paulo
Rua 24 de Maio, 208 – 3º andar – Centro – CEP 01041-000
Caixa Postal 1120 – CEP 01032-970 – São Paulo – SP
Tel. (11) 2187-4450 – Fax (11) 2187-4486
E-mail: editora@sp.senac.br
Home page: http://www.editorasenacsp.com.br

© Marcelo Assad Boeger, 2009

Sumário

Nota do editor 7

Prefácio à 3ª edição 9
    João Viegas Fernandes

Prefácio 13
    Antonio Carlos Rodgrs

Agradecimentos 17

Apresentação 19

Introdução 23

O complexo contexto do segmento de saúde no Brasil 33

Modelo de gestão adequado ao novo cenário da saúde 81

A influência das pessoas na organização: clientes,
    médicos, funcionários e prestadores de serviço 129

Considerações finais 155

Glossário 159

Bibliografia 161

Nota do editor

Críticos da hotelaria hospitalar afirmam que essa é uma política adotada pela sociedade moderna para distanciar e mascarar um fato inexorável: não há como disfarçar a doença e suas consequências. O que é ignorado pelos críticos é que o conceito de hotelaria hospitalar está voltado para a *vida*, por meio da construção de um ambiente em que pacientes e acompanhantes sintam-se confortáveis e queridos para, assim, concentrarem todas as energias naquilo que realmente importa: a plena recuperação do doente.

Hotelaria hospitalar: gestão em hospitalidade e humanização enfatiza a necessidade de mudanças nos hospitais, seja em suas estruturas físicas (fim dos compridos corredores brancos que conduzem a apartamentos claustrofóbicos), seja nos processos internos (pôr termo à burocracia que atrasa, distancia e irrita). Mais que tudo, é importante transformar os indivíduos que compõem o *staff* do hospital. Não importa o quão inteligente e funcional seja a instituição, são as *pessoas* que lhe inspiram vida e transformam o ambiente. Num hospital, isso é de importância vital. Literalmente.

Com este livro, o Senac São Paulo traz importante estudo voltado para administradores, profissionais e estudantes da área. Sua aplicação é sinônimo não apenas de retorno financeiro, mas também de sensíveis melhoras na disposição dos colaboradores. E, o mais importante, cria um cenário propício para a cura.

Prefácio à 3ª edição

A saúde, o bem-estar e a felicidade estão intrinsecamente integrados.

Etimologicamente, o vocábulo "holístico" deriva das palavras gregas *hólikos*, que significa universal, ou de *hóles/hólen*, que significa todo, inteiro completo. O pensamento holístico está presente nas filosofias orientais do taoismo, zen e budismo. As medicinas ayurvédica, chinesa e homeopática partilham concepções holísticas. As principais terapias que têm uma concepção holística são: a acupunctura, a massagem ayurvédica, o shiatsu e as fitoterapias ayurvédica e chinesa.

O ser humano é uma totalidade integrada – biológica/fisiológica, física, química, psíquica (cognitiva, afectiva, ética, estética e espiritual) e sociocultural.

António Damásio, referência científica em todo o mundo, no seu livro *O erro de Descartes* (1998), demonstra que os pressupostos cartesianos de separação entre o corpo e a mente são falsos. Com efeito, na realidade o corpo e a mente estão em interação permanente e constituem uma unidade. Contudo, a concepção errada da separação do corpo e da mente continua a prevalecer na ciência e na medicina convencional do Ocidente. Isso conduziu a que as doenças fossem catalogadas e tratadas como doenças do corpo (realidade biofisiológica, física e química) e doenças da mente (psíquicas, neurológicas, psiquiátricas) por outro lado. O paradigma cartesiano levou à criação de inúmeras especialidades médicas, cada uma delas analisando e tratando separadamente órgãos ou conjunto de órgãos afins, como se tratasse de partes isoladas, e não sistemicamente inter-relacionadas, do ser humano. É uma evidência científica que problemas emocionais, afectivos, estresse, bem como condições climáticas, ambientais e sociais, interagem e condicionam o funcionamento de vários órgãos (coração, fígado, estômago, pulmões, rins, órgãos genitais, etc.). Por exemplo, em muitos homens, os problemas de disfunção erétil têm causas psíquicas e não biofisiológicas. A manifestação desse sintoma, ao condicionar o relacionamento afectivo e a autoestima masculina, vai agravar ainda mais os problemas psíquicos que estiveram na sua origem. É aquilo que se designa, no paradigma da complexidade, por *princípio recursivo* – os produtos e os efeitos são, ao mesmo tempo, causas e produtores daquilo que os produziu. Da mesma forma, o deficiente funcionamento de órgãos internos do corpo humano provoca distúrbios emocionais, psíquicos e existenciais. A saúde é, na realidade, a resultante de um estado de harmonia e de equilíbrio global: corpo – mente – espírito. A doença é, em consequência, uma resultante de um desequilíbrio e uma desarmonia globais. É ainda de salientar que os equilíbrios internos dependem também das interações estabelecidas pelos seres humanos com o ambiente natural e sociocultural.

As instituições de saúde e bem-estar devem assegurar dez requisitos fundamentais: profissionais de saúde acreditados e credenciados internacionalmente; utilização de tecnologia de ponta; articulação em rede e cooperação estreita entre as instituições de saúde, de hotelaria e de relaxamento e bem-estar; instalações e equipamentos acreditados e certificados internacionalmente; indicadores de conforto; humanização da prestação dos cuidados de saúde, sendo o paciente tratado como cliente/hóspede – *healing hospitality*; formação dos profissionais de saúde em línguas que permitam uma boa comunicação com todos os tipos de clientes; fáceis acessos; bom enquadramento paisagístico; boa qualidade ambiental (ausência de poluição em todos sentidos: do ar, sonora, electromagnética e visual) – *healing environments*.

Na concepção das suas instalações todos os pormenores são tidos em conta: *halls* de entrada acessíveis; suítes e quartos com janelas amplas através das quais os pacientes podem desfrutar vistas panorâmicas aprazíveis e relaxantes; instalações contíguas para acompanhante com casa de banho privativa; paredes de cores suaves e alegres, devendo evitar-se o branco (conotado com os hospitais tradicionais); tetos falsos decorativos, com iluminação indireta, para tornar a estadia mais agradável, porque os pacientes passam muito tempo deitados, a olhar para cima; música ambiente; jardins. Muitos possuem galerias de arte, salas de concerto e de conferências, brinquedoteca, lojas e restaurantes *gourmet*, abertos aos clientes e às suas famílias. Os serviços de recepção e atendimento são humanizados, assumindo características semelhantes aos hotéis de alto padrão.

A concepção arquitetónica deve aliar a beleza, a funcionalidade e a capacidade de combater a propagação de infecções nosocomiais (*healthcare associated infections*), com a utilização de materiais antibacterianos e antifungicidas e de sistemas de ventilação e iluminação adequados. As infecções nosocomiais (do grego *nosos*, doença, e *komein*, curar) são doenças transmissíveis que podem ser adquiridas pelos utentes, pelos visitantes e pelos próprios prestadores de cuidados. Muitas bactérias são multirresistentes a quase todos os antibióticos desenvolvidos.

A ventilação e a iluminação natural das instalações melhoram a salubridade dos edifícios. O recurso, por vezes exclusivo, a sistemas mecânicos de ventilação constitui um risco acrescido de propagar doenças. Devem ser utilizados revestimentos adequados e um projeto que contemple a presença da luz natural. Deve haver também um controle sobre os potenciais pontos de infecções no meio hospitalar, verificando-se em todos os cuidados de saúde.

Nesta terceira edição, vemos que a humanização dos espaços é fundamental ao bem-estar dos clientes e constitui uma dimensão terapêutica importante no processo de promoção da saúde. A ergonomia visual é fundamental para a saúde dos utentes no que se refere aos aspectos fisiológico, emocional e afectivo. Os pavimentos devem ser constituídos por materiais de fácil limpeza e ser antiestáticos em razão das suas propriedades antiestresse.

A prestação de serviços médicos deve estar associada à qualidade e ao conforto das instalações, bem como à humanização e à hospitalidade no atendimento/acolhimento dos clientes (pacientes e acompanhantes). Conforme a necessidade, os hospitais devem incorporar os requisitos próprios da hotelaria de excelência e as premissas de hotelaria hospitalar, em virtude das condições anteriormente explicitadas. O conceito de hotelaria hospitalar começou a expandir-se por hospitais de todas as regiões do Brasil a partir do fim do século XX e princípio do século XXI. É de assinalar que do ponto de vista etimológico as palavras hospital, hospedaria e hospitalidade têm uma matriz latina comum – *hospitalis/hospitalicum*.

João Viegas Fernandes
Professor, investigador e consultor no âmbito do turismo de saúde e bem-estar. Presidente da Associação Portuguesa de Turismo de Saúde e Bem-Estar

Prefácio

Neste prefácio eu gostaria de reforçar um dos temas aqui tratados, a humanização do ambiente hospitalar, no que tange ao comportamento do trabalhador em relação ao paciente. Para tanto, farei rápida reflexão sobre os sentimentos do primeiro.

A hospitalidade comercial está intimamente ligada à capacidade da instituição para atrair clientes e cobrar pelos serviços técnicos que oferece. Entretanto, é impossível mensurar, e colocar como diferencial em *folders* e em planilhas de custos, o potencial humano presente no coração de suas equipes – trata-se, na verdade, do instinto natural de acolhimento comum a todo ser humano.

O agente fundamental dessa ação humanizadora é o trabalhador, independentemente de seu nível hierárquico ou responsabilidade técnica. É o ser humano, essa criatura complexa, essa amálgama de corpo e alma, que se destaca por poder ser determinante na cura dos males que afligem o paciente.

Todo trabalhador deseja encontrar em sua atividade profissional, em suas relações dentro do local de trabalho e, sobretudo, na atitude dos seus líderes, a utopia da felicidade plena. Ele quer se sentir, realmente, dentro de um espaço que lhe pertença e ao qual ele se sinta pertencer. Esse sentimento o fará contribuir para o sucesso da organização não apenas por querer manter o seu emprego ou pretender melhor remuneração, mas sim por sentir que faz parte daquele sucesso.

O trabalhador precisa ter orgulho da organização em que trabalha.

Nas organizações hospitalares, o trabalhador convive com a luz e a alegria de ver novas vidas florescerem e, ao mesmo tempo, presencia os últimos lampejos de vida de muitos pacientes com os quais, não raro, travou relacionamento afetivo e de bem-querer. Diferenciar esses momentos tão díspares e manter um alto nível de motivação, sem se entregar à morbidez gerada pelo sentimento escatológico que permeia sua atividade profissional, é o grande desafio do profissional hospitaleiro e, em especial, daquele que atua na hospitalidade hospitalar. Contudo, apesar da óbvia existência dessa dicotomia, em geral o profissional não é preparado para enfrentá-la. Isso leva a um acúmulo de sentimentos discordantes capaz de gerar conflitos existenciais ou, pior, blindar o coração dos trabalhadores, afastando-os dos acontecimentos cotidianos e endurecendo-os diante da dor.

É dever da instituição promover a felicidade de todos os trabalhadores, ou não gerar infelicidades. Eis alguns caminhos:

- Ouvir as alegrias e felicidades, mas também as tristezas e frustrações de sua equipe. Ser ouvido, mesmo que o líder não tenha nenhuma solução a oferecer, faz o indivíduo sentir-se seguro, acolhido, respeitado e acarinhado; sentir que há uma preocupação real com sua integridade pessoal.

- Confiar no valor pessoal e profissional de cada um e permitir que faça seu trabalho com os instrumentos proporcionados pela experiência e pela própria empresa. Lembre-se do exemplo bíblico de Davi a quem o rei Saul confiou a tarefa de derrotar um inimigo pretensamente invencível, e ele o fez usando uma arma elementar, a funda.[*] Como disse Albert Einstein: "ele o fez, pois não havia ninguém que lhe dissesse que

---

[*] Cf. *Dicionário Aurélio da Língua Portuguesa*, s.f. 1. Laçada de couro ou de corda para arrojar pedras, ou outros projetis, ao longe. (N. E.)

era impossível fazer". É preciso confiar nos talentos que fazem parte da organização.

- Trabalhar sempre em equipe, preparando todos os membros para fazer sua parte e se preocupar com o sucesso do empreendimento, buscando a perenidade da instituição e seu reconhecimento como empresa humanizada. Já nos ensinam Anás, Caifás, Herodes e Pilatos que trabalho em equipe funciona bem, até mesmo contra o mais poderoso dos opositores. Entretanto, se alguém "pular fora", lavar as mãos, a história o condenará por isso. O exemplo nos mostra que é importante evitar não só a condenação mas também a derrota da história, como aconteceu com os quatro citados que, por não avaliarem adequadamente a unidade do grupo, o opositor e sua força para reerguer-se, acabaram por ser os verdadeiros derrotados.

É preciso haver comprometimento entre os membros da equipe e respeito com a situação que se apresenta, sem jamais a subestimar.

Dentro da empresa, o ser humano continua tendo sentimentos trazidos da cultura em que cresceu, apesar de passar a maior parte de sua vida ou no local de trabalho, ou a ele ligado. As normas e os procedimentos da empresa jamais conseguirão mudar esses sentimentos, mas poderão, é certo, tolhê-los e evitar que atinjam o ambiente em que o ser humano labora. É importante ressaltar que sua eliminação é uma tarefa muito mais complexa do que podem imaginar os que ministram cursos de integração e reciclagem profissional. É um trabalho permanente e que, no máximo, ajustará sentimentos, mantendo a sublime exigência do convívio com a diversidade.

Todos nós nascemos para a felicidade e a alegria, mas muitas vezes provocamos um rompimento nessa parede tênue que nos separa da infelicidade e da tristeza. Consertar essa cavidade da alma é trabalhoso, mas possível, e depende muito de estarmos em um ambiente social e profissional que nos ajude nessa árdua, mas compensadora, tarefa.

O hospital, por sua natureza, pode auxiliar os profissionais na missão de buscar e manter a felicidade e a alegria. Para isso, é urgente mudar o foco, o lado do prisma onde estão colocados os trabalhadores. É preciso criar a ideia de lugar de cura, de novas vidas florescendo, de pessoas que entram doentes e saem curadas, que se emocionam com os gestos amáveis, com os olhos se reabrindo, com as dores cessando e a vida renascendo.

Ver com esses olhos o ambiente em que estamos inseridos profissionalmente é, no mínimo, dar valor às coisas boas que ele nos traz e perseverar na incessante busca da felicidade eterna.

Antonio Carlos Rodgrs
Filósofo e administrador de empresas. Consultor empresarial na área de gestão de pessoas. Docente na área de recursos humanos. Diretor da Human Talent Consultores Associados

Agradecimentos

A Deus, pelas infinitas oportunidades e desafios que me deu e que me trouxeram até aqui.

À minha família, pelo apoio e encorajamento constantes, e à Miriam, pela paciência, carinho e sabedoria.

Aos professores, profissionais e colegas que colaboraram com a pesquisa, especialmente à doutora Elizabeth Wada, por explicar e ensinar sobre hospitalidade, generosidade e dádiva por meio de suas atitudes; à doutora Sênia Bastos, pelo conhecimento compartilhado; e às doutoras Célia Maria de Moraes Dias e Maria do Rosário Rolfsen Salles, por caminharem ao meu lado desde o início dessa jornada.

Apresentação

Por suas estruturas e formatos não é difícil perceber o quanto hotéis e hospitais têm em comum. Serviços de higiene, lavanderia, manutenção, recepção e cozinha, entre outros, são genericamente parecidos, embora tecnicamente distintos. Hospitais também podem se apropriar do *glamour* da hotelaria convencional e da forma de atender, recebendo o cliente[1] com a mesma hospitalidade dispensada em uma situação puramente hoteleira.

Mesmo que se institucionalize essa hospitalidade, por meio de um Departamento de Hotelaria, de um *cluster* (conglomerado de serviços) formalmente organizado, importando garçons, camareiras, mensageiros, capitão-porteiro, recepcionistas e chefes de cozinha para as instituições de saúde, o impacto da excelência no atendimento ao cliente poderá não ser alcançado se as ações de humanização não forem incorporadas por todos os colaboradores, sejam eles assistenciais ou administrativos.

Por muito tempo, ao longo de nossa história, hotéis e hospitais destinavam-se a atender e a servir viajantes, peregrinos e enfermos. As especializações foram surgindo e, de lá para cá, muito se aprendeu sobre diversas disciplinas:

---

[1] Nesta pesquisa, evita-se o uso da palavra "paciente" para não restringir o grupo maior, denominado "clientes", composto por acompanhantes, visitantes, familiares, médicos, entre outros, diretamente ligados à existência do paciente.

a melhor arquitetura para facilitar os serviços hospitalares, a melhor gastronomia para atender às dietas de pacientes e acompanhantes, as melhores práticas para encantar o cliente nas demandas não assistenciais, entre muitas outras.

Florence Nightingale, enfermeira que nasceu em 1820 e faleceu em 1910, ajudou nesse olhar influenciando na forma de trabalhar de médicos, enfermeiros e equipes assistenciais. Ensinou que o cuidado é muito mais abrangente que a cura, e que o paciente tem diversas necessidades, além das físicas. Percebeu a influência da iluminação e de aspectos ambientais no bem-estar do paciente e contribuiu muito para os conceitos da enfermagem moderna. Hoje, a hotelaria de um hospital pode ajudar nesse sentido. Alguns cuidados extrapolam a assistência e são profissionalizados por sistemas de hotelaria: o zelo com o enxoval, com os pertences do paciente, e com o seu veículo, lá no estacionamento. Os cuidados paliativos, em seu aspecto emocional e ambiental, e fundamentalmente os cuidados com os aspectos religiosos, étnicos e espirituais, podem fazer parte do "cuidar" hoteleiro.

Thomas Mann, falecido em 1955, escreveu, em 1924, o romance *A montanha mágica (Der Zauberberg)*, importante marco para a conquista do Prêmio Nobel de Literatura, em 1929. Filho de um comerciante alemão e, curiosamente, de uma brasileira, Mann escreveu essa obra sob a influência da internação de sua mulher, Katharina, em um sanatório de Davos, na Suíça, para se curar de uma tuberculose. O livro mostra, com riqueza de detalhes, a hotelaria hospitalar da época, conforme as possibilidades e os pensamentos da Europa do pré-guerra.

Mas houve um lapso de tempo, mais precisamente os últimos quarenta anos do final do século XX, em que nos preocupamos tanto com a cura e a doença que o paciente e seus familiares, assim como seus sentimentos e bem-estar durante a hospedagem, foram deixados em segundo plano.

Rubem Alves critica essa evolução, pela qual os próprios médicos, vistos no passado como heróis vestidos de branco, tornaram-se uma "unidade biopsicológica móvel, portadora de conhecimentos especializados e que vendem serviços"[2] como disse o diretor de um hospital norte-americano em palestra a que ele assistiu.

O presente livro tem como pano de fundo o modelo de gestão utilizado por hospitais em relação ao Departamento de Hotelaria Hospitalar. Busca fazer compreender, além das atividades técnicas existentes nas instituições de saúde, a importância assumida em seu planejamento estratégico por atividades ligadas à hospitalidade – como a hotelaria hospitalar e suas derivadas, a humanização e o entretenimento. Durante a investigação, repensou-se a complexidade de um hospital e respectivos mercados de atuação para compreender seus reflexos na qualidade dos serviços oferecidos aos clientes e na forma de gerir os recursos humanos, tecnológicos, materiais e financeiros. Como conclusão, demonstrou-se que a hotelaria hospitalar, se incluída no modelo de gestão, pode ser compreendida não somente como forma de melhorar as técnicas de trabalho dos serviços de apoio, mas também como estratégia de posicionamento de marca. O aumento do número de clientes e sua fidelização serão o resultado de uma hospitalidade que transcenda o departamento de hotelaria enquanto atividade operacional. Essa "hospitalidade hospitalar", reunindo características da hospitalidade comercial e social, servirá como base ao novo modelo de gestão.

---

[2] Rubem Alves, *O médico* (São Paulo: Papirus, 2008), p. 20.

Introdução

Ao observarmos um modelo de administração de instituições de saúde que inclua a gestão de hotelaria hospitalar e o atendimento ao cliente, normalmente consideramos essas duas áreas como forma de melhorar as técnicas de trabalho, mas poucas vezes as vemos como estratégia de posicionamento de marca no mercado.

A hotelaria de um hospital não apenas tem a capacidade de melhorar o atendimento ao cliente, mas principalmente, estrategicamente, de lhe comunicar de forma efetiva qual o padrão de serviços que pretende oferecer.

Em hospitais, essa tarefa torna-se ainda mais necessária, dada a diversidade de experiências vividas pelo paciente entre a internação e a alta. Conseguir criar um padrão que envolva diversos serviços com enorme grau de complexidade e de variabilidade entre si não é, certamente, uma tarefa simples.

Portanto, talvez a palavra que melhor traduza, hoje, o conceito de hotelaria hospitalar seja "transformação". Essas transformações são premissas para um projeto de hotelaria hospitalar bem-sucedido, que deve contemplar:

- Transformação do prédio – os modelos existentes no início do século passado, com corredores compridos, paredes brancas e apartamentos de internação enclausurando pacientes, devem ser prédios inteligentes, recheados de equipamentos modernos, com padrão de conforto e locais de hospedagem aconchegantes.

- Transformação das pessoas – as diversas pessoas que trabalham muito e incansavelmente para a cura do paciente devem estar também preocupadas com o cuidado em outros níveis: orgânico, psicológico, socioambiental e espiritual, por meio de uma atitude de hospitalidade e humanização.
- Transformação de processos internos – de burocráticos e prolixos em processos que visam facilitar o entendimento e, ao mesmo tempo, monitorar o desempenho e prestar melhor atendimento ao paciente, seus familiares e médicos.

Portanto, a hotelaria nos hospitais representa a transformação de diversos paradigmas, muitos dos quais existem no senso comum, como, por exemplo, o de que um hospital não pode apropriar-se de serviços que encantam o cliente, como a gastronomia e o atendimento a quaisquer outros desejos e necessidades. E talvez o maior de todos os paradigmas: que a hotelaria só é praticada em

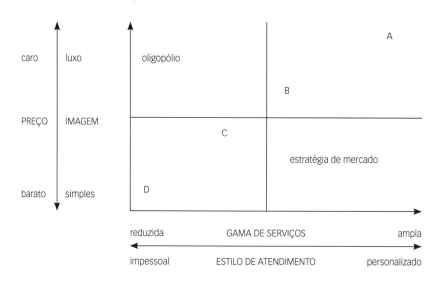

Figura 1: Conceito de posicionamento para a hotelaria hospitalar.

hospitais de alto luxo. Hoje, felizmente, podemos perceber por todo o país, nos mais variados tipos de hospitais, iniciativas e ações em que a hotelaria hospitalar não é uma opção e, sim, uma necessidade.

Definido o conceito, o gestor deve considerar a eficiência com que os serviços devem ocorrer e, ao procurar os parceiros para seu negócio (prestadores de serviços, empresas terceirizadas, fornecedores), avaliar se estão dispostos a partilhar desse padrão e se têm a competência necessária para tanto.

Dessa forma, o modelo de gestão deverá obrigatoriamente contemplar a estrutura da equipe, ou seja, se o contingente de pessoas existentes é o suficiente para atender ao padrão pretendido.

Da mesma maneira, a função do gestor nesse modelo deverá considerar o alinhamento e o monitoramento dos processos para atingir os resultados, conforme demonstrado na figura 2, conhecido como "Sheth model".

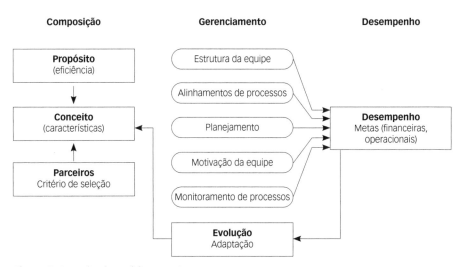

Figura 2: Conceito de posicionamento.
Fonte: Jagdish N. Sheth & Rajendra S. Sisodia, "High Performance Marketing", em *Marketing Management*, 10 (3), Chicago, 2001.

Hospitalidade, humanização ou hotelaria hospitalar?

Partindo dos conceitos de hospitalidade, humanização e hotelaria hospitalar, pode-se inferir um conceito de "hospitalidade hospitalar" que remonta à ideia do atendimento ao hóspede em hospitais, esteja ele como paciente ou como acompanhante. Lashley[1] discorre sobre a sociedade e a hospitalidade em três domínios distintos: social, privado e comercial.

Considerando que um hospital cobra seus clientes pelos serviços prestados (por meio de planos de saúde, pagamento de particulares ou pelo Sistema Único de Saúde – SUS), ao fornecer serviços assistenciais ou hoteleiros estaria seguramente praticando a hospitalidade comercial, uma vez que está sendo remunerado. Porém, considerando a relação existente entre os profissionais de saúde e a condição de vulnerabilidade em que se encontra o cliente, pratica também a hospitalidade social, na qual muitas necessidades são atendidas e gratuitamente, sem esperar qualquer reciprocidade. Atende-se a necessidades de estranhos por pura compaixão; o prestador de serviços com empatia é apenas um ser humano, que atende não somente um cliente, mas uma pessoa doente.

A sociedade, segundo Mauss,[2] é um conjunto de prestações totais organizadas em três momentos expressos pelas obrigações mútuas de dar, de receber e de retribuir algo a alguém. Nesse contexto, considerando que diversas relações humanas ocorrem dentro de hospitais, a dádiva pode se manifestar de várias maneiras. O acompanhante de um paciente, que investe seu tempo para passar a noite ao lado de um familiar ou amigo doente, está lhe prestando uma ajuda. Essa atitude pode ser entendida como dádiva, desprovida de retribuição, sem qualquer equivalência. Da mesma forma, uma pessoa que venha visitar esse paciente poderá lhe trazer algum presente, ainda que motivado pelo ritual de presentear exigido pela sociedade. Pelas circunstâncias, o presente adquire um

---

[1] Conrad Lashley, *Em busca da hospitalidade* (Barueri: Manole, 2004).

[2] Cf. Marcel Mauss, "Essais sur le don: forme et raison de l'echange dans les sociétés archaiques", em *Sociologie et anthropologie* (Paris: PUF, 1999).

significado muito maior, que transcende o objeto, pois intensifica os vínculos existentes. Pode-se inferir, portanto, que uma instituição de saúde é cenário de diversas situações e tem inúmeras manifestações de hospitalidade e de dádivas, muitas das quais dádivas unilaterais, como a de alguém que doa seu sangue ou um órgão a um estranho. "Embora o fenômeno seja muito mais raro do que possa inicialmente parecer, as dádivas unilaterais existem."[3] Mas para um funcionário do hospital, ou um médico, esse mesmo paciente pode ser entendido como somente mais um entre diversos outros a quem tem a obrigação de atender, pois está sendo remunerado por seus serviços. Conforme essa lógica, aquilo que extrapolar a hospitalidade comercial pode então ser considerado humanização. A humanização, segundo Lottemberg,[4] é fazer o cliente sentir-se acolhido, recebido, aceito, considerado, abrigado, amparado, protegido e respeitado no hospital, evitando que sua hospitalização signifique uma exclusão da sua vida diária. O ponto de equilíbrio do atendimento de acordo com a hospitalidade comercial está na equivalência entre os valores pagos pelo cliente e o atendimento de todas as suas expectativas.

E quando a qualidade do serviço é inferior ao mínimo que deveria ser oferecido? Até onde práticas de bom atendimento hoteleiro podem garantir princípios adequados no relacionamento com o cliente?

Para refletir sobre essa hospitalidade hospitalar, a pesquisa que deu origem a este livro teve como motivação principal compreender a qualidade dos serviços prestados pelas instituições de saúde. É importante diferenciar e distinguir as ações isoladas de humanização, ou mesmo de hostilidade, dos profissionais de saúde. Elas podem ser demonstradas muitas vezes, em atitudes pontuais, por profissionais de saúde que focam seus processos de trabalho de forma individual, desvinculada dos processos administrativos e assistenciais, e acabam por oferecer atendimento de alta ou baixa qualidade a seus clientes, sem re-

---

[3] Jacques T. Godbout, *O espírito da dádiva* (Rio de Janeiro: FGV, 1999), p. 205.

[4] Comentário feito pelo Prof. Dr. Cláudio Lottemberg em palestra realizada durante a aula magna do curso de pós-graduação em Hotelaria Hospitalar, no Instituto de Ensino e Pesquisa Albert Einstein, em fevereiro de 2006.

lação com os demais serviços existentes durante a hospedagem. Nesse caso, a qualidade do atendimento não depende de um sistema, de um processo, de um esquema previamente planejado; depende apenas da sorte do cliente para encontrar pessoas mais ou menos sensíveis e humanas.

Mas não são apenas os relacionamentos entre as pessoas que habitam o empreendimento hospitalar que devem ser discutidos e repensados. Os processos administrativos que envolvem o cliente e o hospital, e que podem favorecer a existência da hospitalidade, também merecem atenção. Assim como o espaço físico, o ambiente e os fluxos podem ser usados para favorecer um atendimento mais rápido e adequado ao cliente, por meio de uma arquitetura que contemple os serviços já praticados ou que se deseja praticar.

Nos últimos anos, apesar de diversos pesquisadores e alunos estarem estudando os conceitos da hotelaria em hospitais, ainda é difícil encontrar publicações sobre o assunto. O raciocínio está mais ligado a elementos da hotelaria convencional adaptados para os hospitais do que à própria gestão dos serviços, que necessitam ser adequados a esse mercado em particular.

A diversificação de patologias, a quantidade de profissionais distintos que atuam no atendimento a esse cliente, remete à dificuldade em personalizar os serviços prestados e controlar a qualidade dos mesmos. Dessa forma, a tendência natural é a massificação e padronização das ações praticadas pelos colaboradores na relação com o cliente, tornando seu resultado mecânico e previsível.

Ao incluir a hotelaria no modelo de gestão, o hospital pode conseguir, com esse formato, interferir nas ações de humanização e perceber o quanto esse modelo pode impactar o relacionamento entre as pessoas.

Devem-se identificar as oportunidades de adaptação do modelo de gestão existente a um modelo que entenda a hotelaria hospitalar de forma sistêmica, contemplando suas conexões com os serviços de enfermagem e médicos, e que também considere o entendimento que os consumidores têm do atendimento nas instituições de saúde, cujos serviços são de antemão considerados ineficientes e a alimentação, por exemplo, é sempre vista como pouco agradável.

Muitas instituições de saúde, em seu modelo atual de gestão, não legitimam os serviços de hotelaria hospitalar como departamento. Os serviços de higiene, recepção, nutrição, segurança, estacionamento, entre outros, ficam subordinados a diversas gerências ou diretorias (administrativa, comercial, assistencial). Dessa forma, as competências são fragmentadas e reduz-se a possibilidade de solucionar e antever problemas, ou mesmo de reduzir tempos de processos, evitando redundâncias, pois esses setores, apesar de terem muito em comum (contato direto com o cliente para demandas não assistenciais), são gerenciados com orçamentos, metas e pessoas distintos.

Outro aspecto que dificulta a apropriação da hotelaria hospitalar como modelo de gestão é o fato de as instituições hospitalares serem reféns do próprio sistema de saúde, já que a formação de sua receita e de seu faturamento não dependem de seus clientes diretos e sim de terceiros, tais como governo (SUS), seguradoras (bancos), cooperativas médicas e planos de saúde. Dessa forma, o impacto dos gastos e ações que contemplam a hotelaria acaba não tendo remuneração direta e proporcional ao investimento realizado, inviabilizando processos que derivem da hospitalidade comercial. Conforme dados da Agência Nacional de Saúde Suplementar (ANS), o mercado privado de saúde no Brasil atende aproximadamente 35 milhões de usuários, sendo 70% desses planos empresariais e localizados nas regiões Sul e Sudeste. Quem contrata o plano de saúde não é exatamente quem o utiliza, e quem paga pelos serviços prestados também não é, na maior parte das vezes, o usuário.

Por outro lado, em muitos planos os médicos não conseguem atender seus clientes com a extensão e intensidade necessárias e desejáveis para melhorar a qualidade do serviço prestado, pois a remuneração estipulada por terceiros é inferior ao necessário para que se mantenham competitivos e em operação. Com isso, precisam atender um número maior de clientes, reduzindo a intensidade e a extensão no contato direto com o cliente. A anamnese é muitas vezes realizada em um período de tempo que não dá ao paciente a percepção de bom atendimento e ele, como não pode julgar questões técnicas, foca suas impressões apenas no relacionamento.

Nesse modelo, encontramos hospitais insatisfeitos por não receberem reajustes suficientes das operadoras para que possam atualizar o valor de suas diárias, taxas, exames e honorários médicos.

O sistema de saúde no Brasil está organizado de tal forma que impede a sistematização de um atendimento adequado aos clientes, devido a conflitos de interesses e ao número de participantes envolvidos. Sem um modelo de gestão da hotelaria hospitalar, as ações de humanização encontram-se isoladas e é necessário transgredir as regras para criar uma atitude de hospitalidade. Mas percebemos que, ainda assim, os hospitais querem ter o resultado da implantação de bons serviços, só que muitas vezes não compreendem que ele pode estar intimamente ligado ao modelo de gestão adotado.

Ao avaliar a missão de diversos hospitais que já implantaram sua hotelaria hospitalar, verificamos que todos mencionam o bom atendimento ao cliente e usam palavras como "encantamento", "humanização" ou "calor humano" para se referirem ao relacionamento com o cliente de saúde. Mas, se a ideia de hospitalidade, calor humano e excelência no atendimento não for contemplada na missão da empresa, dificilmente será apropriada pelos seus colaboradores no cotidiano. Ao se questionar diversos funcionários (em todos os níveis hierárquicos) de várias instituições de saúde, percebeu-se que todos "querem" atender bem ao cliente, mas não sabem exatamente o que isso significa na prática, de acordo com as abrangências e limitações de sua atuação.

As atitudes da alta gestão tendem a ser replicadas por seus gerentes e, então, seguidas por toda a equipe operacional, fazendo com que a missão, nesse caso a hospitalidade ao cliente, seja de fato aplicada. Embora todos os hospitais assumam ter a intenção de prestar um serviço de qualidade ao cliente, é necessário que a missão, além de descrita, seja relacionada com a estratégia, e que seu entendimento por todo o grupo seja parte de um programa maior. A hospitalidade não passará a existir só por estar expressa na missão; isso apenas demonstrará a preocupação da administração da empresa com o tema.

Deve-se buscar excelência nos poucos processos críticos que mais reforçam a criação de valor para os clientes. Claro que no novo modelo de gestão que está sendo apresentado, a missão deve, obrigatoriamente, contemplar a hospitalidade. Esse é um fator imprescindível para que todas as pessoas da organização tenham uma direção a seguir e a reconheçam como valor, e os clientes compreendam como a empresa deseja ser vista pelo mercado consumidor.

O complexo contexto do segmento de saúde no Brasil

Você é importante porque você é você

Você é importante até o último momento de sua vida

E nós faremos tudo o que pudermos

Não só para ajudá-lo a morrer em paz

Mas para viver até morrer.

Cicely Saunders, "Care of the Dying: the Problem of Euthanasia", em *Nursing Times*.

As quatro dimensões da saúde e os hospitais

Considerando que a hospitalidade que encontramos em uma instituição de saúde possui características de hospitalidade comercial e social, para pesquisar essa dinâmica temos, necessariamente, de conhecer cada uma individualmente, pois em alguns momentos elas se fundem, tornando híbrido o gerenciamento de experiências em hospitalidade. Lashley[1] discorre sobre a sociedade e a hospitalidade em três distintos domínios: social, privado e comercial, conforme podemos observar na figura 1.

---

[1]   Conrad Lashley, *Em busca da hospitalidade* (Barueri: Manole, 2004), p. 6.

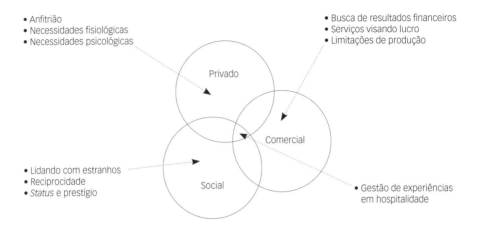

Figura 1: Atividades de hospitalidade.

A definição de Gotman ajuda na compreensão: "a hospitalidade é um processo de agregação do outro à comunidade e a inospitalidade é o processo inverso".[2]

Ao pesquisarmos a hospitalidade em instituições de saúde, invariavelmente estaremos pesquisando o tema denominado Hotelaria Hospitalar. Porém, podemos compreender que existem duas abordagens distintas. A mais comumente encontrada é o Gerenciamento dos Serviços de Apoio (que podemos dividir em duas áreas, como na hotelaria convencional: *front office* e *back office*, esta última conhecida também como Serviço de *Facilities*). Essas duas áreas podem existir por meio de um departamento de hotelaria, englobando os setores de atendimento aos clientes e de suporte ao atendimento. Nesse entendimento, poderia ser utilizada a seguinte definição: "A Hotelaria Hospitalar é a reunião de todos os serviços de apoio, que, associados aos serviços específicos, oferecem aos clientes conforto, segurança e bem-estar durante seu período de internação."[3]

---

[2] A. Gotman, *Le sens de l'hospitalité* (Paris: Presses Universitaires de France, 2001), p. 493.
[3] Marcelo Assad Boeger, *Gestão em hotelaria hospitalar* (São Paulo: Atlas, 2003), p. 24.

Entendido dessa forma, um departamento de hotelaria tem inúmeras vantagens sobre serviços descentralizados. Além de permitir um processo contínuo e formal de gerenciamento do fluxo de informações necessárias para a gestão das diferentes áreas de apoio, poderá também possibilitar a eliminação ou minimização da redundância de atividades e controle de dados e informações; estabelecer áreas responsáveis por gerar, acessar, controlar e armazenar as informações; transformar as informações departamentais em informações de uso corporativo; e, por último, poderá garantir a segurança e consistência dos dados e das informações, para correta tomada de decisões.

Ao compreendermos os serviços de apoio sob essa ótica, serão tarefas do *front office* o serviço de manobristas; a recepção e internação; os ascensoristas; os serviços de copa, rouparia/camararia, limpeza das áreas críticas e semicríticas; as máquinas automáticas de venda de refrigerantes e salgadinhos; os serviços de mensageiro e *concierge*; a vigilância patrimonial e quaisquer outros serviços que tenham contato direto com o cliente e não sejam, na sua essência, assistenciais.

Já para o *back office*, o mesmo departamento poderá se responsabilizar pela manutenção predial e clínica; administração de frota; jardinagem; movimentação de carga e de *layout* (entreposto); rouparia; portaria de serviços; limpeza (áreas não críticas); serviço de processamento de roupas (lavanderia) e serviço de motorista; central de xerox/impressão; *motoboy* e *office boy*; cozinha e refeitório de funcionários, entre outros da mesma natureza.

Porém, a hospitalidade hospitalar também pode ser compreendida como a humanização do atendimento do cliente de saúde (pacientes, acompanhantes e familiares) por todo o corpo de profissionais da instituição, configurando-se como um relacionamento "além do contrato" entre "cuidador" e paciente. A hospitalidade hospitalar mescla, portanto, ações de humanização e de hospitalidade social com ações mercadológicas típicas da hospitalidade comercial. Na figura 2 vemos a intersecção da hospitalidade comercial com a hospitalidade social e a humanização. Ela demonstra como um departamento de hotelaria hospitalar que abranja a administração dos serviços de apoio está ligado à efi-

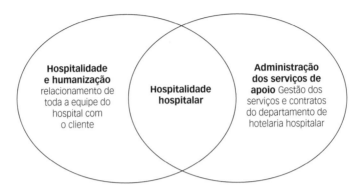

Figura 2: Composição da hospitalidade hospitalar.

cácia operacional e não obrigatoriamente aos aspectos de hospitalidade e humanização. O sofisma está no entendimento de que a hospitalidade deve ser praticada apenas pelo departamento de hotelaria hospitalar, sem considerar a importância da interação das equipes assistenciais com o cliente.

Toda questão gira em torno do paciente, que Houaiss define como: 1. Que tem paciência. 2. Pessoa doente sob cuidados médicos/tratamento.[4]

De qualquer forma, essa outra abordagem visa facilitar a cura, melhorar a angústia durante os dias de internação, prover uma morte digna nos casos extremos, em que nada mais possa ser feito clinicamente, gerenciar a experiência vivida dentro do hospital, proporcionando ao paciente e familiares uma atmosfera de apoio emocional, segurança e bem-estar.

Muitas críticas são feitas à atual situação que, em geral, o setor de saúde atravessa e à falta de cuidado da equipe no contato com o cliente. Mesmo na área privada, os hospitais têm a fama de ser empresas frias e de suas equipes atuarem de forma pouco humana, com número insuficiente de profissionais, focados na doença e não no doente. Existem dois sofismas que atrapalham um melhor entendimento. O primeiro é que a hotelaria hospitalar (devido ao

---

[4] Antônio Houaiss, *Dicionário da língua portuguesa* (Rio de Janeiro: Objetiva, 2001), p. 325.

mau entendimento da terminologia) é uma atividade supérflua. O segundo é que as empresas que prestam serviços de saúde são entendidas, muitas vezes, como meramente filantrópicas, com atendimento gratuito, e não são analisadas como empresas comerciais, que consomem e geram recursos.

O sistema de valores que se desenvolveu durante os séculos XVII e XVIII substituiu gradualmente um conjunto coerente de valores e atitudes medievais – a crença na sacralidade do mundo natural, as restrições morais e a convicção de que o lucro e o enriquecimento pessoal deveriam ser desencorajados.[5]

Ao longo da história dos hospitais, podemos observar muitas similaridades e coincidências nas formas de exclusão e na falta de equidade no acesso à saúde.

Primeiramente, não se pode deixar de mencionar que os hospitais foram constituídos como um lugar para atender justamente pessoas excluídas da sociedade. Eram locais exclusivos de tratamento religioso e espiritual, comandados por congregações e regidos pelos dogmas desses religiosos. O sofrimento (psicológico) e a dor (física) eram entendidos como problemas distintos e, até pela falta de conhecimento das doenças, o primeiro era mais priorizado que a segunda.

No século IV, surgiram hospitais como fundações devotas, em geral ligadas às ordens religiosas que se dedicavam a servir a Deus e aos homens. Era mais importante garantir que os cristãos morressem em estado de graça, depois de confessarem e receberem os sacramentos, do que tentar heroicos tratamentos médicos. A situação evoluiu lentamente nos séculos seguintes.

> [...] No século XVII, o hospital despontava como uma instituição destinada a abrigar e confinar mendigos, órfãos, vagabundos, prostitutas e ladrões, ao lado de doentes e de loucos pobres. Atendiam às necessidades médicas básicas [...] No século XVIII, os hospitais contavam com grandes problemas, muitos, inclusive Florence Nightingale, quiseram que os hospitais fossem transferidos para o interior. Diante de tamanhos problemas os hospitais continuaram tipicamente

---

[5] Fritjof Capra, *O ponto de mutação* (São Paulo: Cultrix, 1982), p. 186.

reservados aos pobres; os ricos optavam por se tratar em casa. Até então, não havia procedimentos médicos que fossem exclusivamente hospitalares: podia-se ser operado na mesa da cozinha, assim como se dava à luz em casa.[6]

Hoje, os hospitais estão focados na dor e pouco no sofrimento. No passado, pela própria limitação no conhecimento da medicina, era o contrário. Pessoas de baixa renda eram objeto da dedicação dos cuidadores dos hospitais. Temos uma dívida impagável para com os pobres e mendigos, pois é com eles que tradicionalmente os muitos profissionais de saúde aprenderam e testaram seus medicamentos e técnicas, para então escolherem as melhores práticas a serem empregadas com as camadas mais privilegiadas.

O ponto de partida da evolução do conceito de saúde foi a importante definição elaborada pela Organização Mundial da Saúde (OMS) em 1946: "A saúde é o estado de completo bem-estar físico, mental e social, e não apenas a ausência de doença e enfermidade". Hoje, a saúde tende a ser vista sob vários aspectos, dependendo do peso que determinada concepção antropológica atribua a uma ou outra das quatro dimensões que a caracterizam como bem humano – segundo Sgreccia,[7] as dimensões orgânicas, psicológicas, socioambientais e espirituais. Nem sempre a compreensão abrange os quatro campos, mas, invariavelmente, busca-se a cura unicamente na dimensão orgânica.

A divisão cartesiana entre matéria e mente influenciou profundamente o pensamento ocidental. Ela nos ensinou a nos reconhecer como egos isolados dentro dos nossos corpos; levou-nos a atribuir ao trabalho mental um valor superior ao do trabalho manual; habilitou indústrias gigantescas a venderem produtos – especialmente para as mulheres – que proporcionem o "corpo ideal"; impediu médicos de considerarem seriamente a dimensão psicológica das doenças e psicoterapeutas de lidarem com o corpo de seus pacientes. Nas ciências humanas, a divisão cartesiana redundou em interminável confusão

---

[6] Roy Porter, *Das tripas coração* (Rio de Janeiro: Record, 2004), pp. 168 e 173.

[7] E. Sgreccia, *Bioetica: manuale per medici e biologi* (Milão: Vita e Pensiero, 1986), p. 22 *apud* Leocir Pessini, *Saúde, religião e espiritualidade* (São Paulo: Centro Universitário São Camilo, 2000), p. 440.

sobre a relação entre mente e cérebro e, na física, tornou extremamente difícil aos fundadores da teoria quântica interpretar as suas observações dos fenômenos atômicos. Segundo Heisenberg, que se debateu com o problema durante muitos anos, essa divisão penetrou profundamente no espírito humano nos três séculos que se seguiram a Descartes, e levará muito tempo para que seja substituída por uma atitude efetivamente diferente, em face do problema da realidade.[8]

As dimensões destacadas anteriormente por Sgreccia facilitam a compreensão quanto aos vários estados de um paciente. Ao ampliar seu entendimento pode-se compreender mais facilmente a importância de cada uma delas.

A DIMENSÃO ORGÂNICA DA SAÚDE

A dimensão orgânica da saúde considera apenas o bom ou mau funcionamento biológico do doente. Essa é a visão mais simplista da saúde e, infelizmente, a mais difundida no ocidente. Equivale, portanto, apenas ao eficiente funcionamento biológico e implica confiar a saúde ao médico e ao hospital, depender dos outros e ter uma certa passividade em relação ao médico, a quem cabe indicar o tratamento eficiente para a recuperação, de acordo com seus conhecimentos técnicos e científicos. A virtude do paciente será precisamente a paciência. Essa atitude favorece um evidente paternalismo médico, muito difundido, e a isenção de responsabilidade da pessoa diante do binômio saúde-doença. "A confiança do paciente no médico, essencial para a cura, podia ser conquistada mediante uma conduta adequada junto ao leito e o domínio do prognóstico, arte que exigia observação, lógica e experiência."[9] Nessa esfera, o paciente acaba sendo reduzido ao órgão doente. Desde que se cure, não importa a forma de abordagem do cliente. Ou seja, nesse pensamento, o fim justifica os meios. O paciente pouco participa de decisões e sua opinião não é levada em consideração.

---

[8]   Fritjof Capra, *O ponto de mutação*, cit., p. 55.

[9]   Roy Porter, *Das tripas coração*, cit., p. 50.

Quem é são pode ficar doente. A doença significa um dano à totalidade da existência. Não é o joelho que dói. Sou eu, em minha totalidade existencial, que sofro. Portanto, não é uma parte que está doente, mas é a vida que adoece em suas várias dimensões.[10]

Lia Machado[11] revelou, com a publicação de sua pesquisa realizada em prontos-socorros, o quanto esse modelo é frequente nas instituições de saúde, demonstrando, por intermédio de uma série de entrevistas com médicos e pacientes, a falta de hospitalidade na relação entre essas duas partes, na qual o indivíduo doente é secundário e sua fala dispensável.

O modelo de relação médico-paciente em contraponto ao da circulação das dádivas é o da primazia do olhar médico sobre o corpo doente, olhar que supõe uma interação entre médicos e pacientes e requer a fala do paciente somente em termos minimalistas. Esse modelo é acionado especialmente por médicos e outros profissionais de saúde, mas dificilmente pelos usuários.

A DIMENSÃO PSICOLÓGICA DA SAÚDE

A psicologia não é reconhecida como um ramo da medicina. Independentemente de conceitos, o cliente de saúde está emocionalmente comprometido e, quando procura um hospital, suas atitudes derivam desse estado de ânimo. Ao levarmos em conta a dimensão psicológica da saúde, estamos considerando que o paciente participa mais ativamente na promoção da própria saúde, seja no que diz respeito a seu bem-estar psíquico, seja nas deliberações médicas que o esperam. A experiência emocional do sujeito tornou-se fator primordial na avaliação do seu estado de saúde, e ele tem maior liberdade de questionar o médico sobre o tratamento mais adequado, estabelecendo metas para sua própria saúde. Dessa forma, o doente não mais se entrega passivamente ao médico; ele quer ser informado e poder decidir. "Quanto mais essa dimensão

---

[10] Leonardo Boff, *Saber cuidar* (Rio de Janeiro: Vozes, 2004), p. 143.

[11] Lia Zanotta Machado, "Dádivas, conflitualidades e hierarquias na saúde", em Paulo Henrique Martins *et al.*, *Polifonia do dom* (Recife: Universitária/UFPE, 2006), p. 270.

psicológica se torna critério único na valorização da saúde, o consentimento do doente se torna sempre o critério único que justifica qualquer intervenção médica."[12] Infelizmente as instituições de saúde não são motivadas a tratar a questão psicológica de forma adequada, não somente pelo ceticismo quanto à relevância do tema, mas também pela impossibilidade de oferecer psicólogos ao cliente. O acesso ao serviço dificilmente é coberto pelo plano de saúde, independentemente do *status* do mesmo. Assim, a maioria dos hospitais mantém esse serviço de forma ambulatorial, com pagamento particular.

Segundo Boff,[13] "alguém fisicamente doente em sua cama de hospital sente-se, muitas vezes, mais aliviado com a visita da netinha querida do que com o remédio receitado".

A sua condição psicológica, portanto, favorece ou não a evolução do quadro clínico. Os seus relacionamentos com as pessoas do hospital colaboram com seu estado emocional. Essa crença reforça novamente a definição citada pela Organização Mundial de Saúde, segundo a qual a saúde não é simplesmente a ausência da doença. Frankl, em uma de suas obras, comenta sobre uma conversa com um velho médico seu amigo:

> Tive um diálogo socrático improvisado com um velho médico que veio me procurar:
>
> – Há dois anos que minha esposa faleceu; amava-a sobre todas as coisas e ainda não consegui superar esta perda. Bem sei que o senhor também não me pode ajudar e muito menos ressuscitar a minha mulher. Pois receitar-me um calmante, isso até eu posso fazer.
>
> Respondi-lhe simplesmente:
>
> – Caro colega, diga-me apenas o seguinte: que teria acontecido se, em vez dela, tivesse sido o senhor a falecer primeiro?
>
> – Isso teria sido horrível para ela. Teria sofrido muito.
>
> Acrescentei:

---

[12] H. T. Engelhardt, *Manuale di bioetica* (Milão: Il saggiatore, 1991), p. 40.

[13] Leonardo Boff, *Saber cuidar*, cit., p. 145.

– Como o senhor vê, essa dor foi poupada a sua esposa e foi o senhor que a protegeu do sofrimento, mas a este preço: agora tem de chorá-la e sofrer com sua ausência.

Aquilo foi para ele um giro copernicano. Naquele momento, o seu sofrimento passou a ter um sentido: o sentido de um sacrifício.[14]

Conversar com as pessoas que estão em sofrimento pode ser de grande valor psicológico para elas, quer se trate do próprio paciente ou do acompanhante e familiar. Essa é uma prova de hospitalidade para com aqueles que estão passando por um momento de vulnerabilidade que atinge resultados incríveis e que é desprovida de valor comercial, tornando-se irremunerável. Esse sentimento impacta não somente quem recebe, mas também quem pratica a dádiva. Portanto, quando se aborda a dimensão psicológica, não devemos limitar o entendimento somente à existência de um profissional com formação em psicologia para ajudar familiares e pacientes. Todo o diálogo existente no cenário de uma instituição de saúde, envolvendo profissionais e clientes, tem impacto psicológico para ambos os lados.

A DIMENSÃO SOCIOAMBIENTAL DA SAÚDE

A dimensão socioambiental da saúde refere-se à condição sociorrelacional da saúde.[15] Ou seja, as condições de trabalho, a alimentação, a capacidade relacional do indivíduo, assim como o ambiente familiar são elementos determinantes que asseguram a vida sadia do indivíduo.

Para conhecer a saúde e a doença é necessário estudar o Homem em seu estado normal e em relação ao meio em que vive, pesquisando, ao mesmo tempo, as causas do distúrbio no equilíbrio entre ele e o meio exterior e social (Hipócrates, 460-370 a.C.).

---

[14] Viktor Frankl, *Sede de sentido* (São Paulo: Quadrante, 1974), p. 40.

[15] E. Sgreccia, *Bioetica: manuale per medici e biologi*, cit., pp. 84-85 *apud* Leocir Pessini, *Saúde, religião e espiritualidade*, cit., p. 440.

O COMPLEXO CONTEXTO DO SEGMENTO DE SAÚDE NO BRASIL

Devemos nos lembrar de que hotéis e hospitais se originaram do mesmo tipo de empreendimento: albergues que abrigavam viajantes, peregrinos e enfermos. Ambos possuíam estruturas físicas muito parecidas entre si.

> Que quarto simpático! Num lugar destes dá prazer passar algumas semanas...
> A sala do restaurante era clara, elegante e confortável. Estava situada logo à direita do vestíbulo, à frente dos salões e era frequentada principalmente pelos hóspedes recém-chegados ou por quem tinha visitas. Mas também aniversários e partidas iminentes eram festejados ali, assim como os resultados favoráveis de exames gerais. "Seja bem-vindo! – disse o médico – espero que o senhor se aclimate rapidamente e se sinta bem em nosso meio. Permita-me a pergunta: veio como paciente?"[16]

O homem é refém do meio em que habita e isso interfere de forma direta em sua saúde. Dessa forma, afeta o meio ambiente assim como o meio ambiente o afeta. À medida que os seres humanos colonizaram o planeta Terra, eles mesmos foram colonizados por agentes patogênicos. Entre estes se incluíram vermes e insetos parasitários (pulgas, carrapatos e artrópodes) e também microrganismos como bactérias, vírus e protozoários, cujos índices ultrarrápidos de reprodução produzem doenças graves no hospedeiro.[17] Hoje, podemos perceber o quanto a questão ambiental interfere na saúde do Homem, e como questões sanitárias, bem como hábitos étnicos ou religiosos, podem ter efeito sobre a saúde da população.

Por isso, é importante considerarmos as questões ambientais, ecológicas e mesmo arquitetônicas que o paciente vivencia enquanto cliente de um hospital.

Nesse sentido, existe o conceito de *Healing environments* que trata do ambiente saudável (que cura). Muitos estudos que tratam desse assunto trazem o conceito da distração positiva do paciente enquanto internado. Ou, pelo menos, do controle da distração negativa, mesmo em procedimentos sem internação, como sessões de quimioterapia ou hemodiálise. A diminuição do estresse

---

[16] Thomas Mann, *A montanha mágica* (Rio de Janeiro: Nova Fronteira, 1980), p. 22.

[17] Roy Porter, *Das tripas coração,* cit., p. 17.

do paciente pode ser conseguida com a redução de ruídos (caminhão de lixo, caminhão de oxigênio, equipe de higiene), ou com mobiliário mais adequado, que tenha boa ergonomia. Ou seja, fazer o cliente sentir-se acolhido, recebido, aceito, considerado, abrigado, amparado, protegido e respeitado no hospital, evitando que a hospitalização seja uma ruptura com sua vida diária.

Um dos poucos estudos sobre a influência do ambiente no tratamento médico foi feito na década de 1980 pela Universidade de Delaware, nos Estados Unidos. Médicos do Hospital da Pensilvânia avaliaram 46 pacientes, com idades entre 20 e 69 anos, que passavam pelo pós-operatório de colecistectomia – cirurgia de vesícula.

Metade ficou internada em quartos com vista para um parque e a outra metade para uma parede de tijolos. Além de tomar menos remédio para a dor, os pacientes do primeiro grupo receberam alta um dia antes. Coincidência ou não, o trabalho representa bem o objetivo atual das clínicas: perder a cara de clínica.[18]

Ou seja, quanto menor for o impacto da retirada desse paciente da sua rotina, quanto mais próximo de um ambiente parecido com seu habitat se conseguir chegar, mais próximos estaremos de sua satisfação.

A DIMENSÃO ESPIRITUAL DA SAÚDE

Está presente na memória ancestral da humanidade a consciência de que, ao se hospedar um estranho, um peregrino e um desconhecido, se está hospedando Deus. A hospitalidade possui, portanto, uma sacralidade intrínseca.[19]

Os valores que dão apoio à própria vida são fatores determinantes para a prevenção eficaz e para a forma como a doença será enfrentada. Hoje, percebe--se no horizonte da humanidade um cansaço da religião entendida como doutrina, instituição, norma e dogma. Por outro lado, existe uma grande busca por espiritualidade, que vai ao encontro dos anseios que dão sentido à existência

---

[18] Adriana Dias Lopes, "Consultórios feitos para acalmar", em *O Estado de S. Paulo*, São Paulo, 7-5-2006, p. 4.

[19] Leonardo Boff, *A águia e a galinha* (Rio de Janeiro: Vozes, 2005), p. 148.

humana. Aqui encontramos explicações para a busca de mágicas, benzedeiras, milagres e simpatias por pessoas que, afastadas da medicina e da igreja formal, buscam apoio em ideias e crenças que lhes tragam mais esperança e conforto. E, quanto mais excluídas forem, quanto menos apoio sentirem nos hospitais, mais procurarão essa forma de auxílio.

Com a cristianização do Império Romano, a medicina e a religião superpuseram-se, fundiram-se e, vez por outra, entraram em choque. Alguns dos primeiros padres da igreja condenaram a medicina pagã e, durante muito tempo, foi uma chacota espirituosa dizer que *ubi tre physici, due athei* (onde há três médicos, há dois ateus).[20]

No início da história dos hospitais, prostitutas, bandidos e mendigos eram os principais "clientes" dessas instituições, pois gente "de bem" era tratada em casa, pelo médico da família. Roy Porter[21] demonstra que o atendimento ao cliente nessa época estava diretamente relacionado aos princípios religiosos de cada dogma, e não aos fatores comerciais.

Saúde e salvação são termos originados de um mesmo conceito e divididos muito mais tarde. As religiões procuram salvar o ser humano na sua totalidade física, psicológica e espiritual. Os hospitais carregam até hoje, no senso comum, a imagem de que devem prestar atendimento gratuito e de que "lucrar com cuidar" seria uma profanação da sua missão, o que representa a negação de sua atuação como empresa comercial.

Apenas nos últimos cem anos se pôde verificar maior evolução no campo da saúde, mediante a alta tecnologia e a aquisição de maturidade do consumidor. Com isso, começou a mudança no comportamento da sociedade, que passou a enxergar os hospitais como empresas comerciais prestadoras de serviços.

A lógica existente em passado não muito recente, mais precisamente no início do século XX, fez com que diversos hospitais fossem construídos ao lado de cemitérios, e cemitérios ao lado de hospitais. Muitos desses hospitais ainda em funcionamento criam diversas condições para não associar o hospital com

---

[20] Roy Porter, *Das tripas coração*, cit., p. 50.

[21] *Ibidem*.

a imagem da morte. Os gestores vêm buscando cada vez mais associar sua imagem com a saúde, a vida, a tecnologia e a pesquisa ou ensino.

A lógica do passado concebia a saúde como resultado de uma intervenção médica. Hoje, a saúde é considerada como manutenção do bem-estar físico, psíquico e social da pessoa. A atenção da intervenção médica deslocou-se para a prevenção da doença, entendida como esforço de identificar e eliminar as causas, ou, pelo menos, reduzir os riscos de incidência. "Houve uma reviravolta de prospectiva quanto ao ontem, quando tudo girava em torno do doente a ser curado e da doença a ser combatida."[22]

Porém, muitos hospitais que estavam cada vez mais em sintonia com as causas teológicas, para as quais tratar de pobres era a missão de instituições religiosas, patrocinadas por diversas congregações ao redor do mundo, iniciaram um processo de incremento de autossustentação financeira em suas organizações, ou seja, um modelo de gestão que contemplasse o atendimento de classes sociais com médio e alto poder aquisitivo, segmentando seus clientes de forma comercial, com base em seu poder de compra. Passada a fase da gestão dos padres e freiras (década de 1960), muitos médicos construíram seus próprios hospitais (década de 1980) e, a partir de então, assistimos à mudança do modelo de gestão, em que os gestores (religiosos e médicos) se tornaram especialistas em administração de hospitais ou contrataram administradores profissionais para gerir a empresa, muitas vezes em sistema de parceria. No início do século passado, o atendimento gratuito (tanto por médicos quanto por religiosos) podia ter vários estímulos, e os próprios médicos (muitos imigrantes) usavam essa técnica para iniciar uma clientela, como podemos verificar no texto abaixo:

> De uma forma geral, considerando-se que começavam a trabalhar mesmo antes da revalidação de seus diplomas, os médicos, ao chegarem, tinham como opção a instalação de um consultório próprio ou com um colega italiano já instalado. Dado o caráter domiciliar da medicina no período estudado, a maioria dos

---

[22] L. Ciccone, *Salute e malattia: questioni di morale della vita fisica* (Milão: Ares, 1986), p. 12.

médicos, com exceção dos professores e pesquisadores, dedicava-se aos seus consultórios e atendia a domicílio como médicos particulares e nas clínicas e hospitais. No caso dos italianos, era comum o atendimento gratuito aos pobres, sobretudo dentro da própria colônia. Aliás, uma característica do caráter inicial do médico na Itália era fazer uma clientela a partir do atendimento inicial gratuito. Era essa também uma característica do atendimento hospitalar. Era comum, no Hospital Umberto I, na Beneficência Portuguesa e nos Hospitais do Circolo Italiano, no interior e mesmo nas Santas Casas, a presença de profissionais em início de carreira, prestando atendimento gratuito ou benemérito.[23]

Ou seja, tanto os hospitais quanto os médicos, nessa época, eram estimulados a atender seus clientes de forma benemérita e filantrópica. A ação do governo na tutela da saúde veio a separar os tipos de clientes, segmentando também os interesses comerciais e sociais.

Roy Porter e Capra[24] fazem duras críticas ao sistema adotado atualmente, no qual o médico é colocado como parte de uma engrenagem comercial, comandada por interesses utilitaristas de laboratórios, operadoras e indústrias farmacêuticas. "O hospital deixou de ser acusado de portal da morte, passando a ser denunciado como uma fábrica médica fria, anônima, perdulária e ineficiente, que exerce a medicina como a medicina o exige e não conforme a necessidade do paciente."[25]

Serviços de hotelaria e suas tendências

Hoje, no senso comum, a imagem presente na sociedade é a de que o sistema público está, em sua maioria, decadente e deficitário, prestando serviços de baixa qualidade, e o particular amplia seus hospitais e pratica serviços cada vez

---

[23] Maria do Rosário Rolfsen Salles, *Médicos italianos em São Paulo: um projeto de ascensão social (1890--1930)* (São Paulo: Idesp, 1997), pp. 102-103.

[24] Fritjof Capra, *O ponto de mutação*, cit.

[25] Roy Porter, *Das tripas coração*, cit., p. 184.

melhores, destinados a um público restrito. O luxo de suas instalações reflete o lucro do negócio.

A questão é bem mais complexa. Um sistema de gestão mais arrojado e moderno pode fazer com que hospitais do sistema público possam ter excelentes serviços enquanto hospitais particulares, com um modelo de gestão obsoleto, podem praticar serviços de baixa qualidade.

O sistema público capta recursos de forma diferente; muitos hospitais têm modelo deficitário e economicamente inviável, mas não deixaram de existir. Mas um modelo de gestão para hospitais públicos também poderá resultar em excelentes serviços. Esse fato demonstra que o bom atendimento ao cliente está mais ligado a um conjunto de condições na forma dos gestores perceberem os hospitais do que somente a recursos financeiros. A maior parte dos serviços que os clientes desejam nos hospitais está mais ligada a serviços e a relacionamento do que a investimentos em produtos.

Conforme Asmussen,[26] em São Paulo, na década de 1980, o mercado de hotelaria convencional via a hospitalidade comercial como diretamente relacionada ao poder de compra do hóspede. Muitos gestores de hospitais pensam de forma similar atualmente. Ou seja, hospitais que oferecem serviços para um público de maior poder aquisitivo terão, obrigatoriamente, serviços de melhor qualidade. Mas, na realidade, o que interfere na qualidade dos serviços é o modelo de gestão considerar o paciente como cliente, e a hospitalidade alterar os processos de atendimento a esse cliente. Não podemos pensar em qualidade na hotelaria dos hospitais como algo cuja resposta será sim ou não. Precisamos definir qual o conceito de serviços que o hospital pretende que seja entendido pelo mercado, qual o posicionamento que deseja ocupar e que padrão de qualidade atende às expectativas de seus clientes.

Os gestores de meios de hospedagem devem estar atentos às mudanças que ocorrem em seus mercados. Os hotéis familiares, na década de 1980, não perceberam a movimentação em seu segmento. Deveriam ter construído um

---

[26] Michael Willy Asmussen, "Ciclos de oferta de hospedagem comercial", em *Revista Oesp*, ano 2, São Paulo, outubro de 1997, p. 4.

modelo de gestão competitivo, para enfrentar a oferta das novas unidades habitacionais das redes internacionais, quando ainda gozavam de altas taxas de ocupação (em torno de 80%). Mas tiveram de mudar o enfoque de suas estratégias com a simples redução de pessoal. As contínuas inovações tecnológicas começaram a ser assimiladas pelo setor, ocorrendo transformações mais estruturais porque também mudaram as expectativas e os interesses dos clientes.

Dados da Organização Mundial de Turismo (OMT) mostraram que, em 1996, existiam, no mundo, 26 milhões de camas de hotel. Entre 1980 e 1996, a capacidade mundial de alojamentos, expressa em número de camas, aumentou em 58%.[27]

Os gestores que não perceberam essa tendência acabaram sendo ultrapassados por seus concorrentes. Muitos administradores de hotéis, depois de perceberem que a tendência havia se confirmado, mudaram suas estratégias para poderem competir com essa nova realidade.

"A gestão da administração hoteleira carece urgentemente de recuperar tempo."[28] Os gestores dos hospitais também devem se ater a essa movimentação no mercado de saúde e construir um modelo de gestão que possibilite prever e enxergar o mercado de amanhã, enquanto suas taxas médias de ocupação anual ainda são próximas a 80% (mesmo considerando os anos de 2006 e 2007), conforme demonstra o gráfico 1.

O modelo de gestão praticado pelos hospitais não consegue considerar as tendências e alterar seus modelos com a agilidade que o mercado exige, acompanhando as mudanças do segmento. É como querer dar um "cavalo de pau" com um navio transatlântico. A mudança dos processos ocorre muito tempo após a percepção do cliente.

Existe uma diferença enorme no modelo de negócio quando se compara a hotelaria na área de saúde com a turística ou de negócios. Para a hotelaria

---

[27] Jesús Alvarez Valdés, *Marketing estratégico e estratégia competitiva de empresas turísticas*, tese de doutorado (São Paulo, FEA-USP, 2003), p. 121.

[28] Antonio Carlos Ribeiro & José Aristides Zocoler, prefácio em Marcelo Assad Boeger & Ana Paula Yamashita, *Gestão financeira para meios de hospedagem* (São Paulo: Atlas, 2005), p. XI.

turística e de negócios (hotelaria convencional), a hospedagem é um fim, enquanto para a hotelaria hospitalar a hospedagem é um meio.

Na hotelaria convencional, estamos convivendo com um Revenue per Available Room (RevPar) em R$ 170,00 (por leito/dia) nos últimos anos, contra R$ 198,13 (por hora de leito ocupado) na hotelaria hospitalar. Quando equalizamos como um ticket médio, podemos entender a enorme diferença (receita líquida por paciente/dia: R$4.755,12). Essa diferença exorbitante entre os valores mostra bem a baixa relevância em receita que a hospedagem tem em instituições de saúde. Isso reflete também na atenção à hospedagem em si, dentro dos hospitais. Como o foco está no tratamento e na cirurgia, o leito ocupado acaba sendo percebido por muitos quase como um "mal necessário" – mas é nesse ponto que estão os principais processos da hotelaria hospitalar e onde o abastecimento de serviços ocorre. Nessa etapa, frustramos grande parte da experiência do cliente.

Os serviços de abastecimento (roupa limpa, comida, higiene) e de coleta (roupa suja, resíduos sólidos, bandejas sujas) ocorrem repetidamente ao longo da internação. O paciente tem sua experiência de comer, dormir e tomar banho e compara-a com suas experiências domésticas, portanto, deve-se oferecer uma hospedagem que fará diferença em sua percepção.

Percebe-se que a taxa de ocupação hospitalar nos últimos anos se mantém próximo a 80% nos hospitais privados até 2014. No ano de 2017, já é perceptível uma queda para 77% com uma ligeira tendência de queda do tempo médio de permanência (4,2 dias), provocando um aumento no giro de leitos. O gestor de hotelaria deve ter conhecimento desse indicador, pois o resultado do tempo de *setup* está ligado diretamente a esse giro, o qual, por sua vez, está intimamente ligado à articulação dos tempos e à comunicação entre os horários em que as altas são realizadas, o tempo que leva para o início da limpeza terminal, a duração da limpeza terminal em si e a sua boa articulação com os serviços de manutenção, rouparia e enfermagem para a disponibilização do leito no menor tempo possível.

O COMPLEXO CONTEXTO DO SEGMENTO DE SAÚDE NO BRASIL

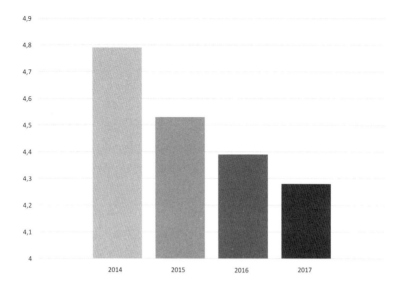

Gráfico 1: Média de permanência (em dias).
Fonte: adaptado de Associação Nacional de Hospitais Privados, *Observatório*, 10, 2018.

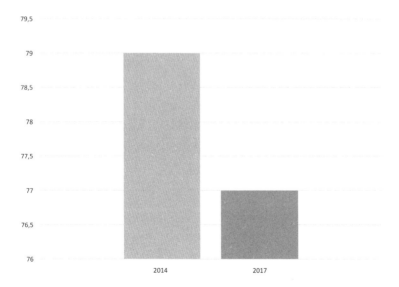

Gráfico 2: Taxa de ocupação em hospitais privados.
Fonte: adaptado de Associação Nacional de Hospitais Privados, *Observatório*, 10, 2018.

Saúde, bem-estar e turismo de saúde

A procura pelo poder curativo das águas, ou as visitas dos romanos às grandes casas de banho ou balneários,[29] prova que há muitos séculos o homem se desloca por motivo de saúde. Essa procura teve, ao longo da história, seus altos e baixos, assim como a história do turismo, que a toda guerra tinha sua ascensão interrompida e registrava um progresso extraordinário a seguir. Hoje, as razões que impulsionam um indivíduo a se deslocar para tratamento em outras localidades são diversas. Para o turismo de saúde, o deslocamento pode ser provisório (um *spa*, por exemplo), medicinal (local com características peculiares, como águas sulfurosas ou qualidade do ar), ou hospitalar.

Nos Estados Unidos, o Hospital Johns Hopkins, localizado na cidade de Baltimore, no estado de Maryland, há quatorze anos consecutivos é considerado pela *U.S. News & World Report* o melhor hospital americano, e desfruta de reputação de excelência em atendimento. Devido ao grande número de atendimentos a estrangeiros, o Hospital Johns Hopkins possui profissionais que dominam 26 idiomas, presta serviços-extra, como reservas de hotel e aluguel de carro, a custos reduzidos, e promove a cultura e economia locais por intermédio de seus *concierges*, que cuidam de reservas em restaurantes para os clientes externos e acompanhantes, compram ingressos para shows, museus e demais atrativos turísticos da cidade.[30]

O grande apelo dos hospitais de primeira linha, no terceiro mundo, é a garantia de qualidade conferida por selos dessa natureza, aliando opções de entretenimento ao tratamento – como, por exemplo, um hospital na África do Sul associando o tratamento a um safári, ou um hospital no Brasil, atrelando-o ao carnaval. No terceiro mundo, os custos chegam a representar até metade do preço cobrado nos Estados Unidos e na Europa, o que aumenta a atratividade de seus produtos. "O turismo de saúde apresenta uma característica que a

---

[29] L. F. Fuster, *Teoria e técnica do turismo* (Campinas: Papirus, 1979), p. 15.

[30] Bernardine Healy, "How Consumers Can Force Health Reform", em *U.S. News & World Report*, 2005, p. 46.

diferencia das demais formas de turismo, a falta de sazonalidade."[31] Diante de todas essas evidências, um novo modelo de gestão hospitalar deve incorporar o turismo de saúde, considerando seriamente a origem de seus clientes ao planejar os serviços a serem prestados.

Em comparação com os países que são destinos do turismo de saúde, o Brasil ainda tem baixa expressividade perto de seu imenso potencial. Grandes hospitais em São Paulo variam de mil a quase sete mil clientes estrangeiros por ano, com tendência de aumento a cada ano. A maioria dos pacientes estrangeiros é oriunda de países da América do Sul, com destaque para Uruguai, Paraguai, Venezuela e Bolívia. Entre as especialidades mais procuradas estão oncologia, cardiologia, ortopedia e neurocirurgia. Também se destacam pacientes originários de Angola.

Esse tipo de turismo permite aos pacientes, de forma rápida e conveniente, receber serviços médicos durante viagens, a preços mais baixos e, muitas vezes, com uma qualidade igual ou superior àquelas que poderiam receber em suas cidades ou em seus países de origem.

As compras de pacotes de viagens de saúde começam timidamente a ser desenvolvidas por empresas organizadas. Até recentemente, a demanda era espontânea, envolvendo muitas vezes a busca por um médico renomado, em vez de ser organizada por um *cluster* de serviços.

> Na Índia (um dos maiores destinos de turismo de saúde no mundo), por exemplo, houve um claro envolvimento do Ministério da Saúde no apoio e na promoção do turismo de saúde. O apoio específico aos hospitais acreditados como forma de estímulo para a implantação de boas práticas também favoreceu a atribuição de vistos para os pacientes internacionais e seus respectivos acompanhantes.
>
> Na Polônia foram desenvolvidos o Medical Tourism Chamber of Commerce e a Polish Association of Medical Tourism, organismos oficiais especialmente concebidos para potencializar o turismo de saúde nesse país.

---

[31] Adalto Felix de Godói, *Hotelaria hospitalar e humanização no atendimento em hospitais* (São Paulo: Ícone, 2004), p. 24.

Sobre a situação do México, López de Llergo (2012, p. 7) afirma: "Das cidades mais importantes que atuam neste segmento, destaca-se principalmente aquelas ao norte, com fronteira com os Estados Unidos. A cidade de Tijuana é quem recebe o maior número de pacientes norte-americanos (a quantidade é tanta que supera a quantidade de pacientes nacionais).[32]

No turismo de saúde, o gestor de hotelaria precisa atentar para algumas necessidades do cliente, de forma a ajustar-se às suas expectativas:

- recepção com transporte especializado;
- locação de transporte especializado (Unidade de Terapia Intensiva – UTI – móvel terrestre e aérea);
- acomodação adequada para pacientes, familiares e acompanhantes;
- agendamento de exames e procedimentos, bem como retirada e entrega de resultados de exames;
- opções de lazer e entretenimento para familiares e acompanhantes (roteiro de compras, cultural, gastronômico, *city tour*, ou estrutura logística para qualquer outra solicitação do cliente);
- parceria com hotéis próximos aos centros médicos, garantindo facilidade de locomoção;
- reservas e vendas de passagens aéreas, com transporte especializado, caso necessário.

Com relação às principais preocupações do turista de saúde, citamos:

- Insegurança em relação aos serviços de saúde oferecidos em um destino desconhecido: acreditações internacionais podem servir para equalizar essa preocupação.
- Barreira de comunicação em relação ao idioma: hospitais que tenham um fluxo significativo de estrangeiros devem ter, em sua equipe de hotelaria, pelo menos um colaborador por turno que consiga falar inglês e espanhol.
- Necessidade de pessoas de referência para apoio num local desconhecido: o trabalho do *concierge* pode minimizar esse impacto.

---

[32] Marcelo Boeger, *Hotelaria hospitalar: implantação e gestão* (Curitiba: Intersaberes, 2017).

- Dificuldade em compreender as informações da apólice de seguros e de saber como utilizar seu plano internacional e os documentos do hospital que necessitam de consentimento informado: para o primeiro caso, as agências especializadas conseguem oferecer serviços; quanto aos documentos do hospital para a realização de exames, cirurgias e internações, traduzi-los para o inglês e o espanhol é uma das tarefas básicas das áreas comercial e de hotelaria do hospital.

- Desembolso de valores para pagamento de despesas hospitalares e honorários médicos, ou cobrança direta do plano de saúde: a contratualização para cada caso pode ser um dos serviços das agências especializadas em turismo de saúde.

- Falta de tempo e dificuldade para providenciar documentos para processos de reembolso: dependendo de qual for a exigência, providenciar tais documentos pode estar contemplado nos serviços da agência.

O serviço de gastronomia dentro dos hospitais, conhecido como Serviço de Nutrição e Dietética (SND) no modelo de gestão tradicional, pode ser considerado como outra tendência e exigência desse "novo" consumidor de saúde. O modelo de gestão do hospital moderno deve compreender a importância dessa área e a grande oportunidade de encantamento do cliente por intermédio da gastronomia, rompendo o antigo paradigma de a comida de hospital estar associada a alimentação de baixa qualidade, sem nenhum atrativo.

A alimentação foi uma forma de socialização do homem desde épocas pré-históricas.

Nas sociedades afluentes, em que ser magro é cada vez mais difícil, clínicas de emagrecimento constituem um grande negócio, e livros sobre dietas milagrosas são *best-sellers*. Paralelamente ao incentivo ao consumo, desenvolve-se informação no sentido oposto, sobre regimes e maneiras de se obter e conservar a boa forma. Pouco se considera, porém, a grande relação entre obesidade, irracionalidade dos comportamentos alimentares e desritualização do ato de comer.[33]

---

[33] Jeffrey Steingarten, *O homem que comeu de tudo* (São Paulo: Companhia das Letras, 2001), p. 37.

Historicamente, o homem dedicou à alimentação momentos importantes de festividades e rituais. Casamentos e festas de aniversário são, em muitas culturas, comemorados com bebidas e alimentos. A hospitalidade tem grande proximidade com a gastronomia, pois esta acaba sendo usada em diversos rituais sociais como um meio para promovê-la, e muitas definições mencionam a relação entre a hospitalidade e a área de alimentos e bebidas, como se pode verificar na afirmação de Telfer: "[...] os alimentos são de importância fundamental na hospitalidade".[34] Em um hospital, o momento da alimentação é, para o paciente, de grande relevância, pois, a princípio, deveria ser um momento agradável, em comparação com outros, como a administração de medicamentos e a realização de exames.

Os alimentos e bebidas desempenham um papel importante na definição da identidade de grupos, comunidades e sociedades, bem como na definição do relacionamento entre os indivíduos e o contexto social mais amplo. Somos o que comemos.[35]

Lashley desenvolve uma série de pensamentos que revelam e esclarecem como os indivíduos expressam sua conexão ou desconexão com outras pessoas, ou comunidades, por meio da alimentação, de acordo com cada cultura. Franco[36] brinca com os números, projetando quanto tempo gastaria, comendo ininterruptamente, uma pessoa que viva por setenta anos: "numa vida de setenta anos, quem consagra duas horas diárias ao ato de comer passará aproximadamente seis anos comendo".

Todas essas tendências acabam por merecer uma estrutura arquitetônica adequada a esses serviços. Não somente a alimentação pode ser valorizada quando realizada em local mais agradável, mas toda a experiência vivida pelo cliente no hospital passa por espaços com características que podem facilitar a realização dos serviços. A arquitetura hospitalar tem papel fundamental para o conforto de seus clientes. Miquelin diz não compreender o fato de uma

---

[34] Cf. Elizabeth Telfer, *apud* Conrad Lashley, *Em busca da hospitalidade*, cit., p. 10.

[35] Conrad Lashley, *Em busca da hospitalidade*, cit., p. 12.

[36] Ariovaldo Franco, *De caçador a gourmet* (São Paulo: Editora Senac São Paulo, 2001), p. 7.

pessoa sadia ter todo o conforto em um hotel, enquanto um paciente que chega debilitado ao hospital fica num ambiente hostil, sem estímulo visual nem ergonomia no mobiliário. E ressalta, ainda, que os cuidados para projetar hospitais vão além dos adotados nos hotéis. "Soma-se a complexidade de uma hotelaria à complexidade da atenção médica. Até a luz, se não for adequada, interfere na visualização da cor da pele do paciente, que deve ser a mais fiel possível."[37]

No modelo de gestão moderno, o hospital deve contemplar a área de nutrição como uma oportunidade de negócios, que pode até mesmo ter retorno financeiro, passando de "centro de gastos" a "centro de receitas", com a oferta de cardápio opcional, *room-service*, restaurantes e *coffee-shops*, e trabalhando com cores, formatos, aromas e tecnologia.

Por meio de atendimento individualizado e personalizado, procura-se respeitar as preferências alimentares dos pacientes, conforme a dieta de cada um, trabalhando sempre com os aspectos organolépticos, uma vez que uma refeição bem apresentada estimula o apetite ausente em grande parte dos pacientes. A nutrição correta é fundamental para o tratamento de qualquer patologia. Por isso, médicos e nutricionistas têm trabalhado em conjunto, no intuito de oferecer aos pacientes um tratamento completo, visando ao restabelecimento efetivo. Nutrição inadequada é um grande fator de risco para o paciente, pois pode levá-lo à desnutrição ou ao agravamento do seu quadro clínico, aumentando a probabilidade de complicações, bem como o custo final do tratamento.

A desnutrição hospitalar, no início do novo milênio, é uma das doenças de maior prevalência e incidência. Diversos autores internacionais têm mostrado que a prevalência da desnutrição hospitalar é de 30% a 50%.[38]

Além dos aspectos gastronômicos e estéticos óbvios da gastronomia hospitalar, a dieta do paciente pode ajudá-lo na sua melhor recuperação. Claro que todo plano alimentar deve ser elaborado de acordo com o organismo de cada paciente. Por exemplo, uma dieta rica em nutrientes antes

---

[37] Informação verbal do arquiteto Lauro Miquelin em palestra na Federação das Santas Casas de Misericórdia, Hospitais e Entidades Filantrópicas do Estado de São Paulo (Fesehf), em 23-6-2005.

[38] Nestlé Food Services, *Caring: Hospital*, São Paulo, 2005.

de uma cirurgia pode reduzir os riscos de infecções ou outras complicações pós-cirúrgicas. Há um estudo realizado com mais de dois mil pacientes que comprova sua eficácia. "A dieta imunomoduladora que pode ser industrializada ou à base de alimentos funcionais nada mais é que uma dieta rica em nutrientes que produzem efeitos metabólicos ou fisiológicos, modulando o sistema imunológico."[39] Esse estudo demonstrou redução de 58% de infecções pós-cirúrgicas e diminuição de pelo menos dois dias no período de internação.

O diretor da Associação Brasileira de Nutrologia (Abran), doutor Edson Credilio,[40] afirmou que a premissa é que as substâncias presentes nos alimentos regulam as funções metabólicas. Mas é necessário estudar o metabolismo de cada paciente e prescrever alimentos necessários ao reequilíbrio de cada organismo.

O atendimento ao cliente como vantagem competitiva

Em hospitais, muitos dos usuários utilizam o instrumento de pesquisa de satisfação (quando ele existe) como uma forma de desabafo de expectativas não atendidas, muitas vezes por falta de um canal de comunicação que anteceda sua alta e que consiga levar em conta seus sentimentos e desejos. Mas este tema é tão complexo que, comparativamente, mesmo quando existe algum canal, percebe-se um aumento importante do volume de queixas de pacientes após a alta, quando perguntados sobre as mesmas questões anteriores, quando já estão em suas casas. Atribui-se a esse fato o medo do cliente de saúde em reclamar por receio de uma retaliação por parte da equipe ou do funcionário reclamado, enquanto ainda internado, ou ainda constrangimento em um próximo encontro.

Desde que as instituições de saúde passaram a investir mais no relacionamento com o cliente e a estruturar programas para melhorar a qualidade dos

---

[39] Cláudia Collucci, "Dieta rica em nutrientes reduz infecção cirúrgica", em *Folha de S.Paulo*, São Paulo, 29-10-2006, p. C9.

[40] Cf. doutor Edson Credilio, *apud* Cláudia Collucci, "Dieta rica em nutrientes reduz infecção cirúrgica", cit.

serviços, algumas pesquisas começaram a ser desenvolvidas para entender o que, de fato, poderia agregar mais valor ao atendimento ao cliente de saúde.

Fred Reichheld,[41] em conjunto com Rob Markey, criou um sistema chamado Net Promoter Score (NPS) enquanto atuava na empresa Bain & Company. A ferramenta consiste em realizar uma única pergunta aos clientes em uma avaliação com notas de 0 a 10: "Em uma escala de 0 a 10, o quanto você indicaria nossa empresa para um amigo?".

A partir das respostas obtidas, a métrica divide-se em três categorias: clientes promotores (notas 9 ou 10), neutros (notas 7 ou 8) e detratores (notas iguais ou abaixo de 6). Por fim, o índice de satisfação deve ser medido pela diferença entre o porcentual de promotores e detratores.

As notas iguais ou abaixo de 6 representam os clientes totalmente insatisfeitos com a compra do produto ou com o serviço prestado pela empresa. Apesar de ser um modelo que pode receber duras críticas na sua forma de estruturar o raciocínio – afinal, clientes que julgam com notas inferiores a três estão bem menos satisfeitos que clientes que deram nota 6 –, mostra-se uma ferramenta de fácil comparação e análise olhando apenas os dados quantitativos e ignorando os qualitativos.

As notas entre 7 e 8 representam clientes que só efetuam a compra quando realmente precisam, portanto, não são clientes leais. Caso a empresa concorrente oferte um produto em melhores condições/preço, eles optam por ela. Eles até podem indicar a empresa a amigos, porém com algumas ressalvas do tipo: "Os médicos são bons, mas para ser atendido demora demais".

As notas entre 9 e 10 representam clientes que ficam extremamente felizes com a prestação de serviços da empresa, são leais, oferecem *feedbacks* positivos de forma espontânea e ajudam no crescimento e no aumento do faturamento da empresa.

---

[41] Fred Reichheld & Rob Markey, *A pergunta definitiva 2.0* (Rio de Janeiro: Elsevier, 2011).

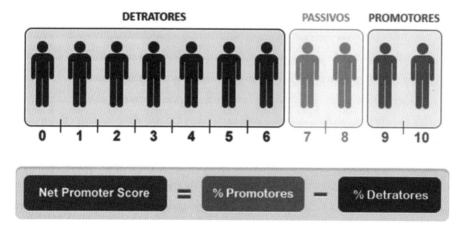

Figura 3: Net Promoter Score.
Fonte: adaptado de Associação Nacional de Hospitais Privados, *Observatório*, 9, 2017.

Uma pesquisa[42] publicada em 2017 pela Associação Nacional de Hospitais Privados (Anahp), em parceria com a Bain & Company, avaliou 14 mil pacientes por meio da metodologia NPS. A pesquisa considerou apenas as instituições de saúde que apresentaram pelo menos 200 respostas válidas.

O estudo identificou que o índice de satisfação dos brasileiros com os hospitais é baixo. A pesquisa revelou um valor de 59% e mostrou, ainda, que as instituições com pontuações mais altas também apresentaram crescimento no número de pacientes atendidos, o que foi percebido também em hospitais no exterior onde essa metodologia é adotada. Segundo a pesquisa, os pacientes mencionaram o tempo de espera como principal fator de clientes detratores, seguido pela qualidade do atendimento.

Outro dado importante que a pesquisa revelou é que existe uma discrepância entre os resultados de pacientes que utilizaram apenas um serviço quando comparados com aqueles que utilizaram mais de um. O cliente usa a

---

[42] Associação Nacional de Hospitais Privados, "Pesquisa inédita realizada pela Anahp aborda satisfação dos pacientes com hospitais privados", em *Observatório*, 9, 2017. Disponível em http://anahp.com.br/produtos-anahp/observatoriobain, acesso em 5-6-2018.

amostragem de um único atendimento e extrapola para a percepção de atendimento de todos os serviços da empresa.

Por exemplo, pacientes que foram ao ambulatório e ao pronto-socorro possuem um NPS 20% menor do que aqueles que foram apenas ao ambulatório. Essa diferença é de 19% na internação e de 24% no diagnóstico. Ou seja, os pacientes que usam mais de um serviço sempre estão mais satisfeitos com o hospital do que aqueles que utilizam apenas um. Esse aumento de satisfação ocorre para qualquer combinação de serviços que não inclua o pronto-socorro.

Ao analisar os resultados do pronto-socorro, a avaliação apresenta resultados inferiores quando comparados com os demais serviços. A conclusão a que os autores da pesquisa chegam, além de evidenciar oportunidades na busca de excelência operacional nesse serviço, é que ele é o único que não afeta a impressão geral sobre o hospital para aqueles pacientes que utilizam mais de um serviço.

De qualquer forma não podemos responsabilizar o pronto-socorro sem enxergar as causas dessa baixa avaliação. Esse serviço é vítima de causas sistêmicas da forma como o sistema está montado. O uso inadequado e exagerado do pronto atendimento de forma eletiva cria um colapso pela dificuldade em quantificar a demanda. Além disso, devemos lembrar que o pronto-socorro é um enorme captador de receitas para os Serviços de Apoio ao Diagnóstico Terapêutico (SADTs) e para as internações, chegando em alguns hospitais a representar metade das cirurgias realizadas.

> A boa execução do procedimento é um dos fatores que mais criam promotores, bem como as orientações sobre os procedimentos, ou seja, o paciente valoriza muito entender o que está sendo feito e os próximos passos. Instruções de medicação e acompanhamento na fase pós-hospitalar também têm grande impacto na geração de promotores, reforçando a importância da boa comunicação.[43]

---

[43] *Ibid.*, p. 35.

A organização Joint Commission[44] fez uma pesquisa em hospitais norte-americanos sobre a dificuldade no gerenciamento de leitos considerando os clientes oriundos de pronto-socorro. Também avaliou a quantidade de clientes que abandonam os serviços (mesmo depois de terem passado pela triagem) por não querer esperar. A pesquisa concluiu ser possível concentrar-se em atividades que geram maior impacto e menor nível de complexidade, por exemplo, as instruções de medicação, o agendamento telefônico e o processo de acompanhamento pós-hospitalar, que podem agregar valor e criar promotores de forma mais rápida. Também mencionou que não se deve deixar de lado as contínuas melhorias estruturais e as atividades para aumentar o engajamento dos funcionários.

Também é bastante importante o envolvimento do corpo clínico para ajustar as atividades que melhoram o atendimento ao cliente. Os casos dos médicos que, enquanto doentes, se tornam pacientes e relatam a experiência da sua própria doença são boas fontes de perspectiva do paciente e servem como uma aula de empatia para aqueles que vivem essa experiência. Vários livros e filmes formam bases para uma reflexão, com destaque para alguns importantes livros como *The Closest of Strangers*, de James Judge (2000), e o brilhante *My Own Medicine: a Doctor's Life as a Patient*, de Geoffrey Kurland (2002).

Outro interessante relato nessa mesma direção é o do neurologista Oliver Sacks. Ele afirma que sua vivência como paciente significou "[...] a sistemática despersonalização que se vive quando é paciente. As próprias vestes são substituídas por roupas brancas padronizadas e, como identificação, um simples número. A pessoa fica totalmente dependente das regras da instituição".[45]

Outra emblemática obra que trata da perspectiva do paciente é o filme *Golpe do destino* (1991), dirigido por Randa Haines. Jack MacKee (William Hurt) é

---

[44] Joint Commission Resources, *Gerenciando o fluxo de pacientes: estratégias e soluções para lidar com a superlotação hospitalar* (Porto Alegre: Artmed, 2008).

[45] Oliver Sacks, 1991, *apud* Andrea Caprara & Anamélia Lins e Silva Franco, "A relação paciente-médico: para uma humanização da prática médica", em *Cadernos de Saúde Pública*, 15 (3), Rio de Janeiro, 1999, p. 650.

um médico que sofre uma transformação depois de ter um câncer diagnosticado, revendo suas percepções como paciente, bem como as inúmeras relações humanas que estabelece a partir de então.

Diversas outras publicações em formato de pesquisas realizadas com pacientes em hospitais já analisaram as perspectivas do cliente de saúde. O mais interessante de compará-las é perceber que trazem resultados similares, mesmo quando analisamos pesquisas em culturas totalmente distintas. Dessa forma, podemos perceber o quanto o ser humano age de forma parecida quando se vê doente e o sistema o enquadra de forma passiva em seu próprio tratamento, em sua morte ou em seu processo de cura.

Gostaria de trazer uma reflexão justamente sobre diversas pesquisas realizadas sob a perspectiva do cliente de saúde em atendimento hospitalar, mostrando e comparando resultados de pesquisas realizadas em hospitais brasileiros, chilenos, norte-americanos e asiáticos.

Larsen e Rootman[46] argumentam que a satisfação do paciente com cuidados em saúde tem uma importante influência do paciente, determinando inclusive a busca (ou não) por serviços de saúde, e se ele vai continuar com o mesmo médico ao longo do tratamento. Essa atitude do paciente, movida por sua satisfação e seu comportamento, afetará diretamente os resultados de sua própria saúde.

Entre as experiências mais valorizadas na perspectiva do cliente, estão: manter os pacientes informados; pontualidade; ambiência (aparência do quarto e do mobiliário); serviços de alimentação e entretenimento no quarto; registro simples e acesso a arquivos; cobranças fáceis de entender; e conforto nas áreas comuns. Ou seja, pontos intimamente relacionados a duas questões importantes:

- serviços ao cliente (ágeis e claros);
- infraestrutura adequada às suas necessidades.

---

[46] Donald E. Larsen & Irving Rootman, "Physician role performance and patient satisfaction", em *Social Science & Medicine*, 10 (1), 1976, pp. 29-32.

Esses conceitos são conhecidos há muito tempo, tanto pela área de medicina como pela de enfermagem, conforme demonstram, a seguir, as duas frases atribuídas respectivamente a Hipócrates (pai da medicina) e a Florence Nightingale (a criadora do modelo biomédico na enfermagem profissional): "É mais importante conhecer a pessoa que tem a doença do que conhecer a doença que a pessoa tem" e "Eu uso a palavra enfermagem na falta de uma melhor. Ela tem sido limitada para significar pouco mais do que a administração de medicamentos e a aplicação de emplastros. Ela deve significar o uso adequado de ar fresco, luz, calor, limpeza, tranquilidade, a seleção adequada e a administração de uma dieta – tudo à menor despesa de energia vital para o paciente".

Sendo assim, na perspectiva do cliente, concorrem entre si, em termos de importância, a assistência e todos os outros serviços que dão suporte tanto para o cuidado efetivo quanto para o conforto dos pacientes e dos acompanhantes, intimamente relacionados na sua avaliação, embora, na prática, desassociados na hierarquia de sua estrutura.

Já Valenzuela e Pezoa[47] entrevistaram pacientes de 26 hospitais chilenos (privados, públicos e universitários) com o propósito de reconstruir todo o processo da experiência dos usuários durante o processo de hospitalização para identificar quais são os principais elementos de qualidade percebidos por eles. Nessa pesquisa, conseguiram discutir sobre as expectativas e as necessidades que os usuários apresentam sobre a equipe que os atende.

Sua pesquisa confirmou aquilo que já sentimos, por exemplo, que, entre os pacientes entrevistados, a experiência de chegada ao hospital deve ter processos claros e alinhados, pois gera um sentimento de insegurança, vulnerabilidade e "entrega" a algo desconhecido, portanto, a necessidade de sentir-se protegido e seguro é percebida pelos pacientes como um atributo importante.

---

[47] Paulina Valenzuela & Marcela Pezoa, *Estudio de opinión a usuarios del sistema de salud, reforma y posicionamiento de la Superintendencia de Salud,* 2015.

A variável citada nessa pesquisa como a mais importante foi a qualidade da equipe de atendimento, com indicadores comportamentais positivos atrelados à característica de calor humano. Já um indicador negativo foi o sentimento de indiferença quanto ao problema do paciente.

O acesso à informação (citada como o item mais importante na pesquisa entre os pacientes norte-americanos) aparece na segunda posição na pesquisa chilena e sempre entre os cinco mais importantes em todas as pesquisas analisadas que consideram a perspectiva do paciente. Revelam que quando a linguagem não é clara e direta gera mais insegurança quanto aos procedimentos que se seguem durante a sua permanência na instituição de saúde. Mencionam a questão de se evitar o uso de jargões técnicos e siglas internas que também contribuem para o aumento da insegurança dos pacientes frente ao novo e ao desconhecido, tema de enorme importância para todas as partes envolvidas.

> O médico como o detentor absoluto das informações de saúde e o paciente como o indivíduo a quem cabe acatar e submeter-se às recomendações são seres em extinção. São antes da era pré-internet. Esse universo virtual, com fartura de conteúdos acessíveis em rápidos cliques, vem impondo um novo modelo de relacionamento entre médicos e pacientes.[48]

Cada vez mais o paciente chega ao consultório depois de ter lido bastante sobre os sintomas ou o diagnóstico, o que o permite discorrer sobre características, prognósticos, tratamentos disponíveis, etc. É um comportamento que se encaixa perfeitamente nos conceitos contemporâneos de medicina individualizada e humanizada.

Percebe-se atualmente que, por meio de redes sociais e organizações virtuais que congregaram portadores de determinadas condições de saúde, os próprios pacientes são geradores de informações. Além de compartilhar dentro do grupo interessado, ao relatar experiências essas pessoas produzem informações relevantes que podem acabar incorporadas à própria literatura médica.

---

[48] Dokter, Pacientes 2.0: informados e questionadores. Disponível em http://www.dokter.com.br/2016/03/12/pacientes-2-0-informados-e-questionadores/, acesso em 20-6-2018.

Na terceira posição (unânime entre todos os entrevistados) está a questão da percepção das equipes quanto a apoiar (física e psicologicamente) frente às necessidades que surgem durante o processo de internação (informação, locomoção, gestos que demonstram cuidado, interesse e atenção). O mesmo vale quando ocorre justamente o contrário, como "não querer conversar", "não explicar o processo", "não perceber a necessidade de ajuda" ou ainda "ter que pedir um favor".

Na quarta posição, aparece a questão da rapidez para o atendimento (diante de uma espera por leito, alimento, exame, médico ou tratamento). Os pacientes relatam as falhas de processos de entrega, as filas, os diálogos entre as equipes durante a espera, a dissonância entre aquilo que se promete e aquilo que de fato ocorre. Nesse item, o que aparece agravando a insatisfação entre diversos entrevistados é associar essa questão como um direito, sentindo-se violado ou injustiçado.

O interessante da pesquisa de Valenzuela e Pezoa é que também separa as entrevistas por área e por processo e divide os hospitais entre públicos e privados, investigando: admissão eletiva e alta, pronto-socorro e centro cirúrgico.

A pesquisa ainda consegue demonstrar que, entre os entrevistados de hospitais públicos, há mais clientes insatisfeitos quanto ao processo de admissão, no quesito "Administração, admissão e faturamento". O processo de admissão pode ser traduzido como:

- conseguir ser atendido;
- conseguir um leito;
- burocracias (o próprio paciente ou o acompanhante ter de buscar e levar documentos internamente entre áreas e serviços).

Nessa pesquisa, a maior parte dos entrevistados relata que quanto maior o hospital, mais complexo e burocrático é o processo de admissão. Entre os entrevistados de hospitais privados, a pesquisa revela que o maior conflito, nesse mesmo quesito, ocorre nos processos de alta, por conta de erros de cobrança, tempo de espera longo para fechamento das contas e excesso de burocracias.

O COMPLEXO CONTEXTO DO SEGMENTO DE SAÚDE NO BRASIL

A mesma pesquisa, quando indaga sobre o atendimento em pronto-socorro, demonstra que a falta de humanização (sensação de abandono e indiferença), a falta de higiene e o tempo de espera prolongado são itens mais observados e criticados pelos pacientes.

O centro cirúrgico demonstra enorme influência na insegurança do paciente, quase sempre relacionado com o sentimento de medo da morte. O sentimento de impotência, a relação de despedida entre os familiares e o paciente na breve separação antes de um procedimento, as informações básicas sobre onde esperar, por quanto tempo e até mesmo sobre sua anestesia têm grande peso nesse momento (Onde fica o centro cirúrgico? Onde o familiar pode ficar durante a cirurgia e quando termina? Quem informará?). Na pesquisa ainda relatam que o anestesiologista pode ter um importante papel na véspera, ao permitir que o paciente possa se expressar e falar sobre seus medos e suas dúvidas, e ao tranquilizar a família e o paciente, explicando cada etapa e usando palavras menos técnicas e mais humanas.

Outra pesquisa bastante interessante foi realizada por pesquisadores de Bangladesh,[49] envolvendo 2.420 pacientes em hospitais em áreas urbanas e rurais. Os pesquisadores notaram maior insatisfação entre pacientes com maior nível educacional. Também perceberam que a relação entre médico e paciente é tão fundamental (principalmente para as camadas mais simples da população) que afeta até a obediência e a colaboração aos planos terapêuticos e aos tratamentos pelo paciente.

Entre todas as questões levantadas sobre a percepção do paciente sobre o atendimento no hospital, a maior frequência de insatisfações está atrelada ao tempo de espera para todos os tipos de pacientes entrevistados. Esse quesito é muito associado à disponibilidade dos serviços, referindo-se à falta de produtos por má gestão de estoques (incluindo medicamentos) ou falta de manutenção.

---

[49] Syed Saad Andaleeb *et al.*, "Patient satisfaction with health services in Bangladesh", em *Health Policy and Planning*, 22 (4), 2007, pp. 263-273.

Os autores comentam que a escassez de publicações sobre o assunto em países subdesenvolvidos com uma população de baixa renda é explicada pelo baixo nível de expectativa dos pacientes, os quais consideram que ser atendido já caracteriza um bom atendimento. O receio em se pronunciar pode também afetar resultados de pesquisas dessa natureza.

No Brasil, Machado,[50] ao realizar uma pesquisa similar em serviços de pronto atendimento, afirmou:

> Os usuários não só demandam atendimento como esperam determinados tipos de procedimentos, entram em relação conflituosa quando não são atendidos, voltam ou vão a outros hospitais e temem tomar medicamentos se não se consideram bem atendidos. Usuários disputam saberes e diagnóstico com os médicos, em geral, entendendo um mal diagnóstico como falta de reconhecimento.

Também fez críticas ao sistema praticado e, embora discuta principalmente o sistema público, algumas de suas observações cabem perfeitamente no sistema privado. Veja sua afirmação no que se refere ao uso do pronto atendimento:

> O pronto-socorro é o local mais ambíguo do sistema de saúde. Tende a aparecer como a única área de entrada do usuário no sistema de saúde, que se lhe acena como aberta, tanto para emergências como substitutiva de uma série de tentativas de acesso ao sistema, sucessivamente fechadas, porque dilatadas no tempo. Mesmo que o usuário passe horas na fila, sente-se atendido, pois tem acesso, em geral, no mesmo dia e que se percebe como necessitando de atendimento à saúde. Do ponto de vista do usuário, é o espaço que pode ser o mais eficaz, onde o usuário pode ser atendido, pois, em geral, fracassam todas as outras formas de acesso, ou pela demora de atendimento, ou pelo fato de que o acesso a determinadas especialidades nunca é imediato, pois depende de encaminhamento. Pode, contudo, se tornar o espaço que condensa e reforça todas as frustrações anteriores.[51]

---

[50] Lia Zanotta Machado, "Dádivas, conflitualidades e hierarquias na saúde", em Paulo Henrique Martins & Roberta Bivar Campos, *Polifonia do dom* (Recife: UFPE, 2006), p. 262.

[51] *Ibid.*, p. 263.

No sistema suplementar, o usuário também se comporta de maneira similar, utilizando o pronto atendimento praticamente como um ambulatório eletivo. Muitos dos atendimentos gerados nesses locais poderiam ser atendidos de forma ambulatorial, porém com espaços grandes de tempo de agendamento, principalmente para determinadas especialidades.

Contudo, devemos lembrar que a unidade de negócio pronto atendimento reforça ou desagrega a imagem que os consumidores têm do hospital, e, para muitos, o bom (ou o mau) atendimento percebido nessa experiência reflete as possíveis experiências futuras que poderão ter no mesmo hospital, em outras áreas, quando internados.

A conclusão a que podemos chegar ao comparar todas as pesquisas é que o atendimento ao cliente (que está diretamente ligado à competência de processos e suas pessoas) afeta de forma importante pacientes de quaisquer nacionalidades (brasileiros, chilenos, norte-americanos ou asiáticos). Com muita probabilidade, em qualquer outro país em que se indagar pacientes em ambiente de saúde teremos o mesmo resultado. Porém, é necessário notar que atendimento pode compreender desde acesso a serviços até disponibilidade e qualidade na relação com aquele que presta o serviço.

Aspectos de infraestrutura são mais notados (e alvo de críticas) em hospitais privados, com um cliente pagante pelos serviços (ainda que com plano de saúde) e responsável pela escolha do hospital.

Portanto, podemos definir que experiência do cliente de saúde é a soma de todas as interações, moldadas pela cultura de uma organização, que influenciam a percepção do paciente ao longo de seu cuidado, ou seja, é a qualidade e o valor de cada ponto de contato (tanto nas áreas assistenciais como nas não assistenciais).

O que deixaria o cliente de saúde feliz? Seguramente tem uma relação direta com o cuidado (aquilo que percebe como tanto), medido pela perspectiva do paciente. Quais são os desejos reais dos pacientes? O atendimento imediato a qualquer solicitação? Cobertura integral de todos seus gastos pelo plano de saúde?

Não podemos nos iludir com expectativas tão distantes das necessidades reais. Sabemos que cada serviço tem um tempo de atendimento e que cada hospital terá uma diferente performance. A questão não está em prometer um atendimento imediato, mas em manter o paciente informado de quando cada atendimento ocorrerá, cumprir os horários e explicar mudanças não planejadas. Além disso, não se trata de cobrir todos os gastos, mas de informar de forma clara e objetiva quais serão os gastos não cobertos.

Portanto, necessitamos realizar um mapeamento dos pontos de contato e preparar nossas equipes para agregar valor por meio do atendimento. Por exemplo, podemos capacitar as equipes para que percebam o contexto e tentem melhorar em cada relação com o cliente.

Vamos tomar como exemplo o ponto de contato quando um profissional de saúde entra no quarto do paciente para atender a uma demanda. Ao entrar, deve-se:

- iniciar o diálogo com palavras que reduzam a ansiedade;
- realizar as tarefas a ser executadas (o que será feito e por quanto tempo?);
- avaliar as necessidades para conforto adicional;
- informar quando o profissional retornará ou como o contatar;
- registrar as atividades.

Esse é um exemplo para que possamos estabelecer valor e reconhecer o cliente em cada ponto de contato.

Pode-se perceber que algumas técnicas se apoiam em parte das necessidades apresentadas nas diversas pesquisas, embora elas relatem ainda inúmeras outras fragilidades do sistema de saúde, independentemente da cultura do país, do percentual do PIB investido em saúde ou se é pertencente a uma instituição pública ou privada.

Baker e Bank[52] publicaram uma pesquisa reunindo as principais reclamações recorrentes que chegavam às ouvidorias de hospitais norte-americanos.

---

[52] Susan Keane Baker & Leslie Bank, *I'm Sorry to Hear That: Real Life Responses to Patients' 101 Most Common Complaints About Health Care* (Gulf Breeze: Fire Starter, 2008).

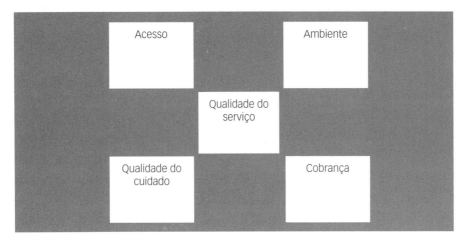

Figura 4: Os cinco fatores geradores de insatisfação.

Buscando soluções, dividiram as queixas em cinco grupos para facilitar a análise, conforme podemos verificar a seguir:
- problemas relativos ao acesso;
- problemas relativos ao ambiente;
- problemas relativos à falta de qualidade nos serviços;
- problemas relativos à falta de qualidade no cuidado;
- problemas relativos à cobrança.

PROBLEMAS RELATIVOS AO ACESSO

Temos de separar o acesso em duas importantes partes: a acessibilidade física e a disponibilidade dos serviços.

Problemas com o acesso (seja físico, seja da disponibilidade do serviço) criam uma predisposição importante para o restante dos serviços que serão executados. A disponibilidade dos serviços é a base para que todos os outros elementos existam.

A boa relação entre os setores de agendamento/*call center* e os setores operacionais de atendimento (SADT, internação, ambulatório, laboratório, centro cirúrgico) pode ser decisiva na boa execução e na prestação dos serviços.

Quanto ao acesso físico, uma releitura dos locais sob o ponto de vista do usuário pode ajudar muito a favorecer o atendimento (reconhecer as limitações do cliente ortopédico, bariátrico, geriátrico, etc.). Acerca da acessibilidade, a legislação brasileira afirma: "Possibilidade e condição de alcance para utilização com segurança e autonomia dos espaços, mobiliários e equipamentos urbanos, das edificações, dos transportes e dos sistemas e meios de comunicação, por pessoas portadoras de deficiência ou com alguma mobilidade reduzida".[53]

A Lei nº 10.098/2000 estabelece normas gerais e critérios básicos para a promoção da acessibilidade das pessoas com deficiência ou com mobilidade reduzida. Além dela, também deve ser considerada a Lei nº 10.048/2000, que dá prioridade de atendimento às pessoas com deficiência.

Nos exemplos que serão indicados a seguir, mostramos as queixas mais comuns relacionadas aos problemas de acesso. Podemos observar que muitas das reclamações têm as mesmas causas e muitas vezes soluções similares. Uma maior atenção ao espaçamento entre consultas e à quantidade de médicos de uma determinada especialidade diante do volume da demanda pode automaticamente regular alguns gargalos que se formam em determinados serviços.

- Eu não consigo agendar uma consulta, pois os prazos de agendamento são muito superiores às minhas necessidades.
- Eu não consigo acessar o prédio, pois existe um degrau e, em função do meu problema de saúde, estou usando temporariamente cadeira de rodas. Deveria ter alguém para ajudar.
- Estou tentando ligar para aí, mas o número só dá ocupado ou ninguém atende.
- O quê? Por vocês terem agendado o exame errado, agora sou eu que devo remarcar e aguardar novamente mais duas semanas para a realização?
- Muitos que chegaram depois de mim foram atendidos primeiro. Por quê? Meu dinheiro vale menos que o dos outros?

---

[53] Brasil, Lei nº 10.098, de 19 de dezembro de 2000, *Diário Oficial da União* (Brasília: 2000).

- Toda vez que tento agendar esse exame me informam que o equipamento está quebrado e que não tem previsão de conserto.
- Não há vagas suficientes para estacionar o carro. Toda vez é a mesma coisa. Já que tem que parar na rua por falta de vagas, deveriam cuidar para que o ambiente que dá acesso fosse mais iluminado e colocar pelo menos um segurança na rua.
- Fui ao consultório no dia e no horário marcados e a recepcionista me disse que o médico está em um congresso no Canadá. Isso é um absurdo. Deveriam ter ligado para remarcar. Nem tiveram o mínimo de cuidado para pelo menos arcar com o estacionamento do cliente.
- O tempo de espera é tão grande que muitos clientes desistem depois de esperar por horas.
- Só quando cheguei para a consulta falaram que a médica foi descredenciada. Por que não informaram isso quando agendei ou me ligaram oferecendo outra opção?

Problemas relativos ao ambiente

Problemas relativos ao ambiente muitas vezes são mais difíceis de resolver de imediato, pois em muitos casos têm ligação com limitações físicas do próprio prédio e suas soluções dependem de reformas e alterações em processos. Também podem ter relação com aspectos subjetivos (claro/escuro; alto/baixo; quente/frio; limpo/sujo; seguro/inseguro; etc.).

É importante analisar atentamente as recorrências por questões físicas. Um exemplo: todos os pacientes internados nos apartamentos cuja janela fica em frente ao tanque de abastecimento de oxigênio reclamam do barulho gerado pelo motor do caminhão. Análise: mudar o local do tanque de oxigênio pode ser uma operação bem complexa. Mas a instalação de um vidro duplo nesses quartos pode evitar problemas recorrentes. Ainda que exija algum investimento, problemas dessa natureza podem afetar o sono do paciente, cujo descanso faz parte de sua convalescência.

É necessário compreender que precisamos monitorar as queixas, pois, quando o problema volta a ocorrer depois da manifestação, pode mostrar uma fragilidade na comunicação interdepartamental ou mostrar pouco caso diante da reclamação do cliente. Fazer um acompanhamento das providências que estão sendo tomadas também ajuda a mostrar ao cliente que levamos a sério sua solicitação.

Quando o ambiente em que ele está instalado não é aquele que ele tem por direito ficar, deve existir a informação prévia, evitando o impacto da surpresa para o cliente, que seguramente potencializa ainda mais sua reclamação.

Muitas vezes o funcionário que recebe a reclamação de um ambiente não é a pessoa que pode resolver a questão. Devemos preparar as equipes para que todos se importem com as questões de ambiente, mesmo que estejam fora de sua alçada. Além de se importar, precisamos instrumentalizar as equipes para que possam dar retorno sobre as questões para o cliente, informando o que está sendo feito para minimizar sua queixa.

As duas piores situações que podem ocorrer são: o colaborador concordar com a reclamação ou simplesmente acusar o setor responsável como incompetente para solução daquele problema.

Seguem exemplos de problemas relativos ao ambiente:

- O lugar está sujo. Já reclamei com diversos funcionários e parece que ninguém consegue resolver.
- A mesa de refeição/a cama/a poltrona está quebrada. Com quem devo falar para resolver esse problema? Já estou reclamando há mais de três dias e ninguém resolve.
- Tenho direito a um apartamento e estou em uma enfermaria com outro paciente. Isso não está certo.
- A cadeira de banho é muito grande para meu banheiro. Já falaram que vão resolver, mas todo dia é a mesma coisa.
- O hospital é enorme e a sinalização é péssima. Já que os serviços são tão distantes uns dos outros, deveriam cuidar para que as placas de sinalização fossem mais claras.

- A sala de espera está muito gelada/quente. Será que ninguém consegue regular para uma temperatura mais adequada?
- É impossível dormir com tanto barulho por aqui. Toda noite é a mesma coisa. Só para por alguns minutos depois que se reclama, mas depois de 10 minutos volta tudo de novo.
- Vocês perderam minha aliança/minha prótese/minha dentadura/meus óculos e agora deverão me ressarcir.
- Não há qualquer privacidade por aqui. Entram sem bater à porta, falam sobre nossa condição médica pelos corredores.
- O banheiro da sala de espera é compartilhado por homens, mulheres e cadeirantes. O número de pacientes é muito grande para existir um único banheiro.
- O tempo de espera deveria ser informado. Estou há horas em jejum. Cheguei às 6 horas na recepção do hospital e me informaram que hoje não há um quarto livre no hospital.

Problemas relativos aos serviços

Problemas relativos à qualidade dos serviços normalmente compreendem a maior quantidade de reclamações. Na verdade, todas as falhas podem ser caracterizadas como falhas em serviços, mas, se considerarmos a divisão em cinco grupos, podemos retirar os problemas de acesso, cobrança e ambiente, restando os problemas de serviços puros. Como o aspecto mais importante na saúde é o cuidado e suas consequências são enormes, separamos as queixas relativas ao cuidado das queixas de serviços. Assim, podemos dar a devida importância a cada uma das solicitações dos clientes, sem esquecermos as pequenas queixas e aquelas que parecem não ter solução.

Nos exemplos a seguir, incluímos diversos tipos de queixas. Algumas relativas ao tempo de espera, algumas específicas de *home care*. Muitas estão ligadas diretamente à expectativa do cliente, a qual poderia ter sido atendida se houvesse uma comunicação adequada, evitando que o ocorrido se tornasse um problema. Como sempre, o tempo pode ser um aliado ou um inimigo enorme para os serviços prestados.

- A consulta/o exame estava agendado para as 8 horas. Agora já são 10 horas. Se eu chegar com 5 minutos de atraso não me atendem, mas se o médico demora 2 horas para atender eu preciso esperar.
- Fui transportado para fazer o exame e agora parece que não tem ninguém para me levar de volta para o quarto. Isso é um descaso.
- A equipe de *home care* está sempre atrasada. Isso afeta a rotina de toda a família.
- Eu pedi uma enfermeira mulher para levar a minha mãe ao banheiro e enviaram um homem. Quando reclamei, ele falou: "Não há problema, já estou acostumado".
- O fisioterapeuta não veio no horário marcado. O médico havia deixado claro que a fisioterapia teria que ser realizada nesta frequência. Quando reclamei com o fisioterapeuta ele falou que não era culpa dele e que hoje era só ele para o hospital inteiro.
- A recepcionista foi grossa e parece que está fazendo um grande favor em nos atender.
- Não gosto de ser chamada de "minha querida" ou de "coração". Gostaria que me tratassem pelo meu nome.
- O médico atendeu o celular enquanto me atendia e passou a resolver problemas particulares. Acho isso errado.
- Vocês agem como se eu estivesse interrompendo algo quando os chamo. Vocês pensam que eu gosto de estar aqui?
- Por que não anotam as coisas? Cada um que me atende pergunta as mesmas coisas todo dia.
- Deveriam ter dado atendimento prioritário, pois estou com uma criança de colo. A recepcionista ironicamente me respondeu que quando o pai está junto não há necessidade de prioridade e me deixou esperando na fila comum.

- Como faço para falar com o médico que vai operar meu pai? Será que não vou conseguir contato antes da cirurgia? Preciso mesmo falar com ele.
- Após esperar muito tempo para a coleta de sangue, me ligaram para retornar ao laboratório, pois meu sangue havia sumido e eu teria de voltar para retirada novamente.
- Havia cabelo na comida. Informei a copeira e ela retirou o prato sem se desculpar.
- O pacote de biscoitos/o iogurte/a caixinha de suco que me serviram estava com a data vencida.
- Não deveriam acender as luzes fortes quando entram no quarto à noite. Existem luzes indiretas que incomodam menos os pacientes.

PROBLEMAS RELATIVOS AO CUIDADO

Os problemas relacionados ao cuidado são talvez aqueles que mais devem ser compreendidos pelos seus agentes causadores. Os exemplos mostram uma pequena amostragem de pontos importantes na perspectiva do paciente. Muitas vezes os funcionários não percebem a relevância que alguns detalhes podem ter para a percepção do cuidado.

Não é incomum encontrar lugares onde a quantidade de funcionários dedicados ao cuidado é reduzida, a quantidade de equipamentos é limitada e as pessoas que atendem atuam em mais de um hospital.

Na maior parte das vezes, o ponto mais importante para o cliente é quanto o profissional parece se importar com seus clientes; já para aquele que cuida, o ponto mais importante é cumprir com sua atribuição clínica. Perceber o quanto o cliente precisa de maior relacionamento para ficar menos inseguro pode ser a chave para alinhar expectativas. Seguem alguns exemplos:
- Estou tocando a campainha por horas. A enfermagem veio aqui, falou que voltaria já e não retornou mais. Já pensou se fosse uma emergência? Eu estaria morto.

- Eu não quero pagar a consulta, pois o médico receitou um remédio só de olhar para mim e nem me examinou. Parecia estar com muita pressa. Esperei mais de uma hora para isso?
- O médico disse que a dieta seria geral e até agora continuo comendo a mesma dieta com restrições.
- O médico não me ouve. Ele entra e sai tão rápido do quarto que não tenho oportunidade nem de lembrar as dúvidas.
- A equipe não se importou com o quão assustada estava a criança. Não houve qualquer esforço em acalmá-la antes do procedimento.
- Não há consistência nas informações. Cada um fala uma coisa. Em quem devo confiar?
- Receberei alta amanhã, mas não faço a mínima ideia de como proceder ao chegar em casa. Haverá alguém para me explicar sobre os curativos, os medicamentos, a alimentação e o banho?
- A equipe me trata de forma diferente por conta de minha raça/cor/ orientação sexual/doença/restrição/precaução.
- Demora muito para chegar o medicamento. Será que não poderiam agilizar as coisas?
- Eu falei que passava mal durante a coleta e mesmo assim não fizeram nada de diferente para minimizar minha angústia.
- Não quero ser tocado por aquela profissional, pois suas unhas me espetam. Não deveria ter um limite para o tamanho das unhas dos profissionais?
- A equipe do *home care* ficou de trazer o medicamento/equipamento, mas novamente não trouxe. Se eu comprar, vocês vão reembolsar?
- Por que a equipe do *home care* não nos informou que mudaria o enfermeiro/o fisioterapeuta? Aquele já estava acostumado com todos os detalhes. Vamos ter muita dificuldade de nos adaptar ao funcionário novo.
- Nem todos os técnicos utilizam luvas durante os procedimentos. Devo falar com eles?

- Eu não consigo compreender a letra do médico, mas não tenho como falar isso para ele.
- Relatei à enfermeira da triagem do pronto-socorro que estava com diarreia e cólicas abdominais, além de vômitos constantes. Ela disse que meu caso não era uma emergência e teria de esperar igual a todos os outros.

PROBLEMAS RELATIVOS À COBRANÇA

Sérgio Lopez Bento,[54] um dos grandes nomes da gestão hospitalar, afirma que a área tem características tão peculiares que a lei da oferta e da demanda não consegue ter o mesmo efeito em comparação com os outros segmentos de saúde, pois quem consome não paga, quem paga não decide e quem decide não consome.

Em muitas situações, as operadoras são proprietárias de hospitais, e definir quais clientes deverão ser mantidos em seus hospitais ou transferidos para hospitais da rede credenciada pode ser uma decisão comercial de extrema importância. Manter a qualidade dos serviços prestados em todas as etapas do tratamento é um enorme desafio. Cobrar é um desafio ainda maior. Monitorar as cobranças como um plano de saúde, um médico autônomo ou um hospital tem implicações distintas.

O elemento cobranças na área de saúde pode ser mais delicado que em qualquer outro segmento. Primeiro, pela dificuldade do cliente em saber aquilo que está comprando ou consumindo e, segundo, pelo excesso de detalhamento que compõe a fatura. Além de tudo isso, precificar a saúde é um exercício difícil, dado o valor inestimável que a vida representa, principalmente quando a vida é de alguém que você ama.

---

[54] Sérgio Lopez Bento, Redução de custos através da revisão de processos, 2016. Disponível em http://eventosfehosp.com.br/2017/material/rio_de_janeiro/manha/4%20%2005.05.16%20-%20 Apresenta%E7%E3o%20FEHOSP%20%20Planisa.pdf, acesso em 22-5-2018.

Seguem alguns exemplos:

- Vocês estão me cobrando de novo pela mesma coisa?
- Quem vai pagar estas fraldas? Espero que esteja coberto pelo plano. Ninguém me disse que eu teria de pagar por isso.
- Ninguém me disse que existia uma parte do médico e outra parte do hospital. Vocês deveriam informar isso antes de realizar os procedimentos.
- Vocês deveriam ter mais sensibilidade. Ainda estão me cobrando por um dependente que faleceu no hospital da própria operadora.
- O boleto já chegou vencido. Recuso-me a pagar multa por culpa da sua má administração.
- Fui passar por consulta e a recepcionista disse em voz alta que meu plano estava bloqueado por falta de pagamento. Além do enorme constrangimento que passei na sala de espera lotada, nunca deixei de pagar um mês sequer. Exijo mais respeito e um novo agendamento.
- Não está claro a quantas sessões de fisioterapia/fonoaudiologia tenho direito. Será que me cobrarão valores em caráter particular sem me informar antes?
- Como pode estar autorizado o cateterismo e não estar autorizado o cateter? Qual a lógica disso?
- Não quero pagar a alimentação do acompanhante. Nunca ouviram falar do estatuto do idoso? Isso é um absurdo.

Modelo de gestão adequado ao novo cenário da saúde

Hospitais privados de grande porte localizam-se, normalmente, em grandes centros urbanos. No território nacional, algumas metrópoles concentram os hospitais na mesma região da cidade, criando grandes complexos médicos envolvendo hospitais, clínicas, consultórios, ambulatórios e farmácias.

Em comum, esses hospitais ainda têm o fato de atenderem praticamente os mesmos planos de saúde e todas as especialidades. Os hospitais, que competem entre si, atendem praticamente os mesmos convênios com os planos de saúde e seguradoras, e optam por terem uma acreditação que assegure e promova a qualidade.

O modelo de gestão, quando contempla a hotelaria hospitalar, deve agregar valor no atendimento ao cliente em todos os momentos do ciclo de serviços. O bom atendimento deve participar do DNA da empresa e não ser apenas um manual de qualidade ou de descrição de processos. Existe uma grande diferença entre um caderno com requisitos de qualidade para os serviços de hotelaria e um modelo de gestão. Muitas vezes, temos observado hospitais que atendem às normas preestabelecidas, porém nem sempre conseguem transformar essas informações e processos em resultados de qualidade para o produto final.

O setor de saúde é complexo e esta complexidade deve ser do entendimento de seus gestores, que precisam conhecer as dificuldades adicionais que esse mercado apresenta em comparação com o mercado industrial, financeiro e até mesmo o hoteleiro convencional. Como diz Drucker, "poucos processos industriais são tão complexos quanto os de um hospital".[1] Existem fatores que dificultam a implantação de um modelo de gestão, com programas de qualidade que levem à implantação de um departamento de hotelaria hospitalar:

- As leis de mercado não se aplicam ao setor de saúde como nos outros segmentos, dadas as necessidades humanas e as prioridades não mercantis que se impõem, independentemente dos custos de produção, valor de mercado e preços praticados.
- A variabilidade da assistência demandada é complexa e cada paciente se comporta de maneira subjetiva, o que dificulta uma padronização mais rígida do processo de trabalho dos profissionais de saúde;
- Não há simetria de informação nesse mercado, pois os clientes são geralmente leigos e não têm capacidade para julgar nem seu tratamento, nem suas necessidades, o que dificulta o exercício de suas opções de consumo, que avaliam apenas os aspectos de atendimento e de infraestrutura.
- Como em toda prestação de serviços, o consumo é simultâneo à produção e, portanto, não há tempo para o controle prévio de qualidade, nem estoque para inspeção final.
- A qualidade dos serviços está diretamente associada à capacidade de comunicação entre seus serviços, interdependentes e interagentes. Porém, os serviços são executados por uma grande variedade de profissionais de diversos níveis de escolaridade e formação, com interesses corporativos distintos, muitos sem qualquer vínculo empregatício, como no caso dos próprios médicos.

---

[1] Peter Drucker, *Inovação e espírito empreendedor: prática e princípios* (2ª ed. São Paulo: Pioneira, 1987), p. 23.

- A categoria médica apresenta forte resistência aos programas de qualidade, por sentir-se fiscalizada e controlada no tratamento clínico dos pacientes.

Tanto os médicos como os pacientes podem recomendar e utilizar serviços de provedores com desempenho inferior e custos superiores aos dos seus concorrentes. Como, em geral, as contratações de assistência médica são eventos únicos, os pacientes não têm como se basear em experiências pessoais passadas. Michael Porter diz que

> na assistência médica, a deficiência das informações comparativas e a falta de indicadores de resultado significativos criam incentivos para que os hospitais e os médicos concorram entre si com base no que é observado: o agradável ambiente físico das instalações, os equipamentos de alta tecnologia, o amplo aparato de serviços.[2]

Um programa de qualidade consegue garantir o padrão definido por seus gestores, mas a experiência vivida nem sempre atende às expectativas de qualidade dos clientes. Na maioria dos casos, a humanização só ocorre quando se transgridem os protocolos assistenciais e administrativos. Os processos de não conformidade são tratados internamente pela área que os gerou e não por todos que participaram dos serviços de conexão, obedecendo a uma visão sistêmica.

A implantação de um novo conceito de relacionamento com o cliente, por intermédio de um novo modelo, pode ser fundamental para garantir atendimento de qualidade. Os serviços de apoio poderão até se tornar mais eficientes com a hotelaria (e normalmente conseguem), o que não significa que estarão, obrigatoriamente, atendendo melhor os seus clientes ou mesmo caminhando em direção à estratégia corporativa.

Conforme Kaplan e Norton, podemos nos apropriar de uma estratégia nos baseando naquilo que mais agrega valor ao cliente. "As empresas executam centenas de processos ao mesmo tempo, cada um criando valor de alguma

---

[2] Michael E. Porter, *Competição – on competition: estratégias competitivas essenciais* (Rio de Janeiro: Campus, 1999), p. 438.

forma. A arte da estratégia consiste em identificar e buscar excelência nos poucos processos críticos que mais reforçam a criação de valor para os clientes".[3]

Para se compreender esse fator, deve-se verificar o fluxo de atendimento, admissão, internação, hospedagem e, finalmente, liberação do paciente em instituições de saúde, que será chamado de gestão de leitos.

Gestão de leitos

Um hospital, ao contrário de um hotel, não mede sua performance pelo volume de diárias. As diárias são um percentual muito pequeno da receita bruta total. Em um hospital, a maior fonte de receita está nos procedimentos, na comercialização da diferença entre o valor pago e o recebido por materiais e medicamentos. Interessa, tanto ao cliente quanto ao hospital, o maior giro possível de cada leito. O cliente, porque quer voltar à sua rotina diária, e, o hospital, porque poderá prestar um novo atendimento a clientes em condições precárias de saúde, que consumirão exames, UTI e medicamentos.

Para tanto, conhecer a margem de contribuição de cada procedimento, e o respectivo volume de clientes, pode ser fundamental para a tomada de decisão e definição dos serviços de hospitalidade comercial, com base em sua intensidade e extensão.

A Matriz BCG pode auxiliar na definição do posicionamento de cada produto. A tabela 1 mostra a análise comparativa de dois procedimentos.

Tabela 1: Análise de rentabilidade de procedimentos

	Parto cesárea	Histerectomia
Custo	R$ 1.500,00	R$ 800,00
Volume	120 pacientes	60 pacientes
Ponto de equilíbrio	80 procedimentos	150 procedimentos
Lucro	40 procedimentos	–
Prejuízo	–	90 procedimentos

---

[3] Robert S. Kaplan & David P. Norton, *Mapas estratégicos* (8ª ed. Rio de Janeiro: Campus, 2004), p. 50.

MODELO DE GESTÃO ADEQUADO AO NOVO CENÁRIO DA SAÚDE

A margem do resultado interfere na rentabilidade que, integrada na gestão, melhora o retorno de investimento. Nos hospitais pesquisados essa informação não é aproveitada para intensificar ou incrementar os serviços. Esses dados pertencem a um universo de *marketing* e finanças, que é dissociado do operacional.

Outro dado importante é a origem dos clientes. Normalmente não estão disponíveis informações que, na hotelaria convencional, são consideradas básicas, como origem dos clientes, região onde moram, poder aquisitivo, hábitos individuais de hospedagem, entre outros. Não são considerados os percentuais de clientes vindos de outros estados, nem mesmo os provenientes de outros países. Embora os dados existam, não são transformados em informação nem, portanto, fornecidos para utilização pela operação hoteleira. O *market share*, com informações sobre taxa de ocupação, número de pacientes/dia, quantidade de cirurgias, quantidade de altas e de internações, bem como diversos outros dados operacionais, não são levados em consideração para posicionamento estratégico, e são utilizados apenas para fins administrativos e estatísticos. Como a taxa de ocupação é relativamente alta, e nos dias de maior demanda faltam leitos, não há busca ativa por mais clientes, nem esforço adicional nas estratégias de fidelização de clientes e médicos. Quanto aos médicos, apesar de um grande número de profissionais cadastrados, normalmente apenas cerca de 20% são ativos e representam a maior produtividade e rentabilidade da empresa. Em geral, as ações direcionadas a esses profissionais são massificadas e padronizadas. As expectativas dos médicos, enquanto clientes-meio da organização, não são conhecidas; não existe reconhecimento nem estímulo a sua produtividade e não são incentivados a prestar melhor atendimento a seus clientes. Na grande maioria dos hospitais, as ações de sensibilização se limitam a reuniões e comissões, quase sempre com pequena presença de profissionais.

Grande parte dos clientes dos hospitais privados provém dos consultórios médicos do corpo clínico e refere-se a casos cirúrgicos, conhecidos como cirurgias eletivas, com data e horário para ocorrer. Quando o hospital não toma alguns cuidados na fase de pré-hospitalização, a experiência vivida pelo cliente pode ser também bastante prejudicada e refletir-se na sua predisposição em receber os serviços a serem executados. Nos hospitais, geralmente se observa o seguinte fluxo no atendimento ao cliente:

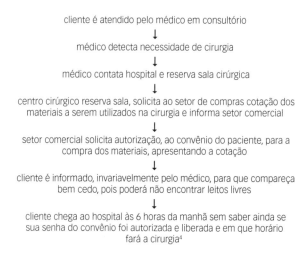

Normalmente, o tempo transcorrido entre a chegada do cliente ao hospital e sua entrada no apartamento é de aproximadamente uma hora, dividida da seguinte forma: 20 minutos da chegada ao hospital até o início do atendimento; 20 minutos para atendimento e cadastramento pela internação; 10 minutos de espera para encaminhamento; mais 10 minutos do encaminhamento até a instalação do cliente no quarto. Com a implantação da hotelaria como modelo de gestão, a situação poderá ser a seguinte:

---

[4] A Lei nº 12.653, artigo nº 135-A, publicada no *Diário Oficial* em 29-5-2012, regulamenta e torna crime a exigência de cheque caução, nota promissória ou preenchimento de formulário como garantia de pagamento para atendimento de emergência em hospitais particulares.

MODELO DE GESTÃO ADEQUADO AO NOVO CENÁRIO DA SAÚDE

cliente é atendido pelo médico em consultório
↓
médico detecta necessidade de cirurgia
↓
médico contata hospital e reserva sala cirúrgica
↓
centro cirúrgico reserva sala, solicita ao setor de compras cotação dos
materiais a serem utilizados na cirurgia e informa setor comercial
↓
setor comercial solicita autorização, ao convênio do paciente, para a
compra dos materiais, apresentando a cotação
↓
após liberação do plano de saúde, o setor de pré-internação informa
o cliente sobre o horário de chegada, passa as instruções para o
procedimento e se informa sobre necessidades especiais [5]
↓
cliente é informado sobre o nome do anfitrião (*concierge*)
↓
cliente chega ao hospital, é abordado pelo anfitrião e entrega-lhe seus
documentos. Os documentos são encaminhados ao setor de internação
para simples conferência
↓
anfitrião chama o cliente na sala de espera e o acompanha até o
setor de internação. Cliente assina os formulários necessários
(termo de responsabilidade, recebimento do manual de orientações,
consentimento informado, etc.)

O leito do cliente já está fisicamente reservado e se, apesar de ter sido informado sobre o correto horário de chegada, o paciente tiver chegado antes da hora de sua cirurgia, só é chamado na ordem das cirurgias, não por ordem de chegada.

Nessa matriz existem quatro momentos distintos na relação do cliente com o hospital. No ambiente externo, ocorrem as comunicações telefônicas ou eletrônicas, como a marcação de cirurgias, exames e consultas, assim como as reservas de sala cirúrgica por agendamento médico.

Os dados para essa proposta de fluxo são provenientes de pesquisa realizadas em dois hospitais. Várias deficiências foram observadas, prejudicando

---

[5] Além de orientações sobre trazer escova de dentes, muda de roupa e enxoval do bebê, para os casos de parto, esse contato servirá também para se saber religião, crenças, etnias e demandas não assistenciais, mas de hospedagem, que sejam importantes para o cliente. Por exemplo, não ser diabético não quer dizer que goste de açúcar em seus alimentos; uma deficiência de ferro não o obriga a ingerir fígado, se houver aversão alimentar.

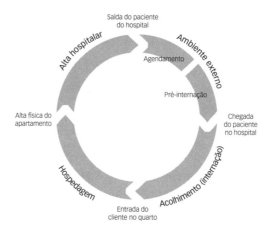

Figura 1: Ciclo de serviços e os quatro momentos.

sobremaneira a percepção sobre os serviços prestados em diversas instituições de saúde:

- Não se atende 100% da demanda existente. Muitos clientes chegam ao hospital sem saber se o seu plano de saúde aprovou a cirurgia. Muitas vezes, por não ter sido autorizada, a cirurgia é desmarcada ou pode atrasar mais de cinco horas. Durante a realização da pesquisa, o cateterismo do cliente foi autorizado, porém era necessário aguardar uma nova "senha". Esse fato gerou a irritação do paciente, dos familiares, e dos médicos, restando a imagem de má-prestação de serviços pelo hospital, não pelo plano de saúde.
- Não há prazo preestabelecido, nem qualquer outro critério das operadoras para as autorizações (considerando cirurgias com e sem material). Nem o hospital nem o cliente sabem exatamente quanto tempo será necessário para as autorizações. As diferenças no prazo de aprovação entre os diversos planos de saúde podem ser de até dez dias, considerando o mesmo procedimento médico. Em alguns casos, observou-se que o mesmo procedimento pode ter prazos diferentes, no mesmo plano de saúde, dependendo do dia ou da disposição da atendente.

MODELO DE GESTÃO ADEQUADO AO NOVO CENÁRIO DA SAÚDE

- Não são informadas todas as especificidades a respeito do cliente, o que impossibilita o adequado agendamento e melhor relacionamento com o cliente. Muitas vezes, quem marca a cirurgia é a secretária do médico, que não segue o procedimento correto. Por sua vez, cada hospital tem exigências e burocracias diferentes. Muitos médicos escolhem os hospitais em função da facilidade de marcação de sala cirúrgica e do atendimento a suas preferências, em relação ao material cirúrgico em sala (tipo de fio cirúrgico, por exemplo) e à flexibilidade de horários para marcação de cirurgias. Erros com nomes dos pacientes, idade ou preparo pré-cirúrgico ocorrem com regularidade, ocasionando desconforto para o médico e o paciente. Nenhum dos hospitais aproveita essa chance de relacionamento com o cliente para lhe perguntar sobre hábitos de hospedagem (restrições alimentares, hábitos culturais ou religiosos, tipo de travesseiro que prefere, entretenimento, recomendação sobre visitas, uso de medicamentos, entre outros).
- O cliente não tem qualquer previsão sobre seu tempo de permanência no hospital. Em muitos casos, nem mesmo o próprio hospital o sabe. Essa informação está centralizada no próprio médico, que decide quando (em que dia e em que horário) deverá ocorrer a alta médica. Para a melhor gestão do hospital, se essas altas fossem dadas no período da manhã facilitariam o trabalho dos profissionais e possibilitariam melhor gestão dos leitos, reduzindo o tempo de reocupação.
- A documentação necessária não chega aos setores pertinentes nos prazos adequados. Ainda que grande parte das informações seja eletrônica, a dificuldade na comunicação entre os setores causa morosidade na entrega do serviço.

Especificamente em relação à fase de pré-internação, percebem-se algumas falhas comuns às instituições de saúde que atuam com esse modelo.

Para começar, o contato com o cliente ocorre em apenas parte dos casos eletivos. Alguns clientes chegam ao hospital sem terem sido contatados pela área de atendimento do hospital. Já outros são contatados e, dependendo da ocupação do hospital, um quarto é oferecido para que possam se internar na véspera da cirurgia. As documentações internas não são adequadas (cadastro, solicitação de internação, material e outros) e não há contato prévio para definição de hábitos e preferências de hospedagem, nem para recomendações funcionais de internação. Além disso, não há contato com o paciente para cumprimento antecipado dos trâmites burocráticos e, muitas vezes, não há contato com as operadoras para confirmar a internação. A formalização é, quase sempre, realizada pelo próprio paciente. E, claro, o horário da internação não é agendado, e muito menos se informa o nome do funcionário de atendimento que receberá o cliente e será o responsável por seu acolhimento.

A recepção do cliente deveria ser realizada por profissional de atendimento do hospital (anfitrião, mensageiro ou *hostess*) que acolheria o paciente pré-agendado e teria os dados necessários para o cumprimento do horário cirúrgico. Esse profissional encaminharia a documentação do paciente para a internação, gerenciaria seu atendimento, além de acompanhar o paciente para a formalização do processo de internação (assinatura do termo de consentimento, termo de responsabilidade, entrega do manual de orientação e do controle remoto do aparelho de TV).[6] E, por último, apresentaria o apartamento ao cliente, bem como as rotinas de funcionamento e os serviços do hospital.

Esses processos deveriam fazer parte da rotina de atendimento no acolhimento do cliente. São os serviços que permitem a aproximação entre cliente e colaboradores do hospital, e a construção desse vínculo ocorre a partir do primeiro contato entre eles. Mesmo assim, o vínculo entre as partes ainda é frágil e precisa de coerência nos serviços prestados para se fortalecer. "O interesse dos dois é que cria o vínculo. O utilitarismo é a única moral possível a dois estranhos e ele é pertinente para todas as relações."[7] Dessa forma, se o

---

[6] Em outros modelos, o controle remoto fica dentro do quarto e não está condicionado à internação, modelo que nos parece mais razoável.

[7] Jacques T. Godbout, *O espírito da dádiva* (Rio de Janeiro: FGV, 1999), p. 239.

hospital souber, antecipadamente, o horário de chegada do cliente (com todas as autorizações necessárias prontas), e se, ao mesmo tempo, o cliente tiver sido informado sobre quem procurar ao chegar ao hospital, os processos serão mais próximos, facilitando e aprimorando os serviços a serem oferecidos, o que sem dúvida contribuirá para seu "encantamento".

> ESTUDO DE CASO – IMPLANTAÇÃO DO NÚCLEO DE GERENCIAMENTO DE LEITOS EM HOSPITAIS NAS REGIÕES NORTE E NORDESTE DO PAÍS
>
> Segundo Grabois,[8] o objetivo de um adequado gerenciamento de leitos é: "Internação necessária com tempo de espera apropriada, no leito adequado (conforme diagnóstico e complexidade), na menor permanência necessária para seu diagnóstico e terapêutica". Com base nessa premissa, apresentamos os resultados da implantação do Núcleo de Gerenciamento de Leitos (NGL) em dois hospitais com as mesmas características.
>
> Neste estudo de caso, estamos referenciando a implantação de dois hospitais com mais de 200 leitos cada, cuja implementação do NGL ocorreu durante o ano de 2017. Em ambos os casos, a implantação do NGL incorporou o Disque Conforto – uma central receptiva que administra chamados diretamente do quarto dos pacientes.
>
> Foi possível verificar um volume de reclamações sobre falta de enxoval, rapidamente resolvido com a implantação da Gerência de Hotelaria Hospitalar. A segunda, terceira e quarta maiores queixas se alternavam entre falta de informações, suprida pelas próprias atendentes do setor, falhas de manutenção e falta de leitos para internação, além de desconhecimento pelo cliente em como regular a temperatura do ar-condicionado ou mudar o canal de televisão.

(cont.)

---

[8] Victor Grabois, palestra proferida no XVII Encontro de Hospitais do Estado do Rio de Janeiro, Búzios, 13 de abril de 2018.

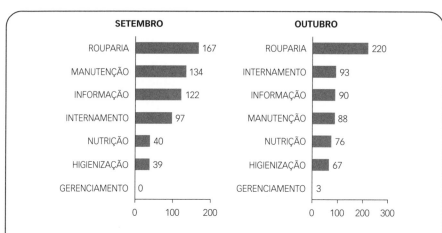

Gráfico 1: Quantidade de solicitações por setor.

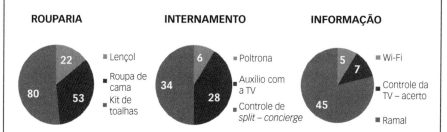

Gráfico 2: Maior demanda de solicitação por setor (mês de outubro).

Em uma perspectiva mais analítica, podemos perceber quais itens devem ser alvo de uma gestão que considere as principais reclamações do cliente e possa atuar preventivamente nas reclamações.

Ao longo de um ano de implantação, o NGL, gerenciado por uma equipe com uma enfermeira e dois administrativos, conseguiu reduzir o tempo de *setup* em 20 minutos. As demandas de quartos a serem limpos não são mais demandados pela governança e, sim, pelo NGL.

(cont.)

Com o melhor gerenciamento, após os três primeiros meses de implantação já não havia mais cancelamento cirúrgico por falta de leitos – ocorrência comum antes da implantação. A redução do Tempo Médio de Permanência (TMP), com o envolvimento do diretor clínico no projeto, permitiu identificar uma quantidade enorme de pacientes clinicamente aptos para a alta, mas permanecendo internados pela inércia administrativa ou pela falta de metas nessa direção. O corpo clínico alterou sua agenda em outros hospitais percebendo que essas ações resultariam em benefícios para seus próprios interesses, havendo garantias que teriam leitos disponíveis quando necessitassem.

Com a redução do TMP, a consequência foi o aumento do giro de leitos. As altas antes do meio-dia, que representavam quase 23%, passaram para 45%, aumentando significativamente a disponibilidade de leitos operacionais.

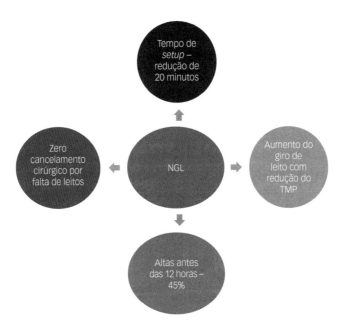

Figura 2: Impactos do Núcleo de Gerenciamento de Leitos (NGL).

(cont.)

No gráfico 3, conseguimos ver o colapso existente inicialmente com o alto volume de internações até as 10 horas para uma quantidade pequena de altas – na média de um semestre inteiro –, entendendo que cada dia da semana se manifesta de forma própria e similar.

Nesse sentido, a média de internação por especialidade e o TMP por especialidade foram avaliados e seus resultados tratados diretamente pelos seus responsáveis (enfermeiros de referência das unidades), que participaram ativamente do modelo.

Devemos lembrar que o NGL é um núcleo e não um departamento. Está associado em paralelo ao nível gerencial, sem estar dentro de uma estrutura hierárquica, evitando, dessa forma, conflitos de interesses que minariam sua atuação.

A alocação correta de leitos (por especialidade) também foi vista mais de perto e ganhou um indicador próprio, com o objetivo de reduzir as transferências internas desnecessárias que acabavam por consumir leitos operacionais e afetavam o resultado do *setup*. Afinal, eram mais leitos para serem limpos, mas sem uma respectiva proporção em receita.

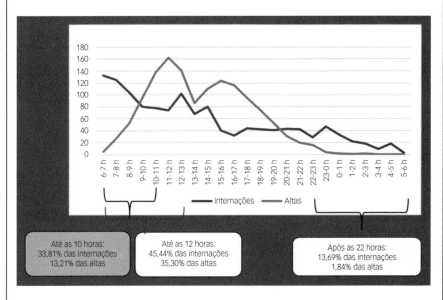

Gráfico 3: Análise comparativa entre internações e altas por horário.

(cont.)

A seguir, listamos alguns indicadores da área que o gestor de NGL e o de hotelaria hospitalar devem ter em seu radar e que foram métricas de sucesso nos dois hospitais referenciados neste estudo:

- taxa de ocupação;
- intervalo de substituição;
- tempo médio de permanência;
- tempo médio de atendimento em pronto-socorro;
- tempo para saída do quarto após a alta médica;
- tempo médio de realização de internação eletiva;
- porcentagem de reinternações no mês;
- porcentagem de internações realizadas com o pré-cadastro cirúrgico;
- porcentagem de alocação correta (na especialidade);
- tempo médio para internação eletiva;
- altas por horário;
- volume de internações de origem do pronto atendimento;
- tempo médio de espera para ser atendido na triagem (pronto atendimento);
- porcentagem de indisponibilidade de leitos;
- porcentagem de transferências para outros serviços;
- porcentagem de leitos com previsão de alta;
- taxa de ocupação (longa permanência – maior que 90 dias);
- *setup* – tempo médio entre a alta médica e a disponibilidade do leito;
- porcentagem de altas médicas dadas até as 10 horas;
- cirurgias canceladas (por motivo).

(cont.)

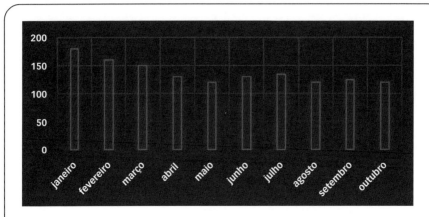

Gráfico 4: Evolução do indicador de *setup* do hospital após implantação do NGL.

Novos paradigmas de gestão

Antigos paradigmas foram quebrados com a inserção da hospitalidade em instituições de saúde. Percebeu-se que não é fácil mensurar as expectativas de clientes, mas é possível medir suas necessidades, mesmo as que eles próprios desconhecem.

O contato com o cliente, portanto, deve contemplar um escopo que não apenas atenda às suas expectativas prévias, mas também as exceda, antevendo até necessidades futuras. Na área de saúde, o cliente tem necessidades que ele mesmo desconhece. Cabe ao gestor enxergar essas necessidades e surpreendê-lo com os serviços.

Muitos cuidados são necessários no planejamento de novos serviços. A intenção e a extensão do contato do funcionário com o cliente podem ser planejadas e os serviços devem estar em sintonia com o tipo de público da organização. Serviços em condições e tempos não pertinentes podem causar desconforto e constrangimento ao cliente.

O Brasil apresenta extenso território e cada região equivale, no mínimo, a uma cultura, com expectativas, necessidades e intensidades diferentes. Em uma grande metrópole, a questão tempo, muitas vezes, está diretamente relacionada com a satisfação. A tolerância do consumidor diminuiu e sua busca por serviços aumentou, assim como a busca por novidades tecnológicas que lhe deem preferência e economizem seu tempo.

As pessoas vivem cada momento com profunda intensidade psicológica. Para aproveitar o tempo, tentam administrá-lo de maneira mais precisa, aceleram suas atividades, ou buscam fazer diversas coisas de uma vez. Quando os indivíduos esperam realizar mais atividades em menos tempo, tendem a frequentar locais que ofereçam essa possibilidade.[9]

A transição demográfica não pode deixar de ser lembrada nesse contexto, como já explorado no primeiro capítulo, levando em conta a queda nas taxas de fecundidade, natalidade e mortalidade, o que gera aumento da população de terceira idade e muda a estrutura etária da população, a pirâmide populacional e, consequentemente, o futuro consumidor. O gestor hospitalar deve criar um novo modelo de gestão que considere as novas tendências de consumo e leve em conta a exclusão e a política existentes em torno dos planos de saúde.

Os modelos

Segundo Alves,[10] os modelos nada mais são que construção intelectual baseados na crença de que existe uma analogia entre o que conhecemos e o que desejamos conhecer. São, efetivamente, a parte conhecida da relação analógica, entidades construídas intelectualmente por nós mesmos, e representação simplificada e abstrata do fenômeno ou situação concreta, que serve como referência para a observação, estudo ou análise, com base em descrição formal de objetos, relações e processos. Com a variação de parâmetros, os modelos permitem a simulação de efeitos das mudanças no fenômeno que representam.

---

[9] Cf. Robinson, Godbay, *apud* Kye-Sung Chon, Raymond Sparrowe, *Hospitalidade: conceitos e aplicações* (São Paulo: Thomson, 2003), p. 278.

[10] Rubem Alves, *Filosofia da ciência* (São Paulo: Loyola, 2005), p. 47.

Para Kaplan e Norton "modelo é uma representação simplificada da realidade".[11] Modelo é, portanto, uma forma de representar de maneira simplificada uma determinada realidade, muitas vezes complexa, para demonstrar seus aspectos relevantes. Suas principais vantagens são permitir a experimentação e a simulação, pela manipulação da realidade envolvida; poder ser usado como elemento de controle de previsão, e ser um sistema de referência.

Muitos gestores de hospitais compreendem que a melhoria no atendimento ao cliente está relacionada ao aprimoramento das técnicas de trabalho mas e, por exemplo, usam apenas os elementos da hotelaria, não conseguindo contemplá-la como uma estratégia de posicionamento de marca no mercado. Não conseguem utilizar uma hospitalidade que transcenda o departamento de hotelaria.

Em grande parte, totalmente ausentes do processo administrativo, por motivos já expostos, profissionais da equipe assistencial negligenciam comissões, reuniões administrativas e treinamentos que poderiam ser úteis para otimizar a qualidade do serviço prestado.

Muitos médicos e enfermeiros, por trabalharem em diversos hospitais, não mantêm vínculo empregatício e emocional com nenhuma instituição em especial, nem se consideram subordinados às regras de horários de altas e de internações, preenchimentos de prontuários, padrão de apresentação pessoal e de atendimento oferecido ao cliente, prejudicando sobremaneira o gerenciamento de leitos, o tempo de espera de internação na recepção e, consequentemente, o atendimento e a assistência ao cliente de saúde.

Considerando que as empresas têm, como uma de suas tarefas, criar e manter clientes, faz-se necessário entender como os clientes fazem suas escolhas, já que o mercado é tão competitivo.

Os clientes avaliam qual oferta proporciona maior valor. Procuram sempre maximizar o valor, conforme os limites impostos pelos custos envolvidos na

---

[11] Robert Kaplan & David Norton, *A estratégia em ação* (Rio de Janeiro: Campus, 1997), p. 22.

procura e pelas limitações de conhecimento, mobilidade e receita. Formam uma expectativa de valor e agem com base nela. A probabilidade de satisfação e repetição da compra depende de a oferta atender, ou não, a essa expectativa de valor.[12]

Optar por modelos adequados ao atual mercado, ao estilo de gestão e à política interna do hospital pode ser a diferença entre o sucesso ou o fracasso de uma instituição de saúde em que o paciente passa a ser entendido como consumidor.

As tendências de mercado e as necessidades e exigências do cliente caminham para a personalização do serviço, variedade de escolha dos produtos, qualidade e baixo preço, entre outras.[13]

Rosso comenta que muitos hospitais têm seus modelos derivados da sorte e não de uma escolha realizada e trilhada em direção às metas preestabelecidas.[14]

Os modelos representam uma escolha que cada instituição faz, consciente ou inconscientemente. Entretanto, a inconsciência, nesse caso, significa aceitar que os caminhos da instituição sejam, também, determinados pela sorte.[15]

O modelo Disney é considerado uma das melhores práticas em serviços. Na Disney, há quatro grandes áreas de enfoque permanente sobre qualidade: segurança, cortesia, eficiência e espetáculo.

Essas premissas poderiam ser utilizadas na área de saúde como forma de priorizar o atendimento, direcionando-as em seus processos. "Em hospitais tudo acontece *da boca para fora*, mas não se atribuem prioridades a nada. Isso dá margem a muita confusão e gera confusões quanto à cortesia."[16]

---

[12] Philip Kotler & Gary Armstrong, *Introdução ao marketing* (Rio de Janeiro: LTC, 2000), p. 78.

[13] Valdir Ribeiro Borba, *Marketing de relacionamento para as organizações de saúde* (São Paulo: Atlas, 2004), p. 243.

[14] Fabrizio Rosso, *Gestão ou indigestão de pessoas: manual de sobrevivência para RH na área de saúde* (São Paulo: Loyola, 2004).

[15] *Ibid.*, p. 38.

[16] Fred Lee, *Se Disney administrasse seu hospital* (Porto Alegre: Bookman/Artmed, 2008), p. 38.

Cultura organizacional e modelo de gestão

A cultura organizacional delimita as relações desencadeadas no negócio e impede ou promove a existência de um novo departamento de hotelaria hospitalar, ou qualquer outra mudança dentro do hospital. Segundo Foucault, "a reorganização do hospital ocorreu a partir de uma técnica política e não médica".[17] Essa reorganização do hospital criou um modelo importante para a época e, como cita o autor, a técnica política foi e ainda é a mais utilizada, afetando diretamente a cultura e, como consequência, seus resultados.

As lideranças da empresa também têm o papel de agregar valor ou minimizar as possibilidades de mudanças na organização. Elas possuem o papel de criar, modificar, destruir ou recriar os valores, as crenças e as normas dessa cultura.

Percebe-se que a falta de conhecimento e a resistência ao novo pelos funcionários do hospital são alguns dos maiores desafios que a implantação da hotelaria hospitalar enfrenta e que é invariavelmente dificultada por não estar em consonância com a cultura organizacional da instituição.

Segundo Bernardes, "as organizações são microssociedades e, por isso, nelas devem se desenvolver culturas como na sociedade".[18]

A cultura de uma organização é formada em função de normas e valores, meios utilizados pela organização para alcançar seus objetivos. Conforme Bernardes, a cultura existe "para designar o conjunto de características que diferenciam não mais o indivíduo, mas a sociedade em si".[19]

Pode-se dizer que a subcultura é formada por várias crenças, que serão ramificações da cultura mais ampla de uma sociedade. Por exemplo, podemos dizer que o setor de apoio e a área assistencial de um hospital têm funções muito diversas, pois existem normas, procedimentos e processos de trabalho que resultam em atitudes e sentimentos diferentes, gerando assim uma subcultura que irá influenciar a cultura das organizações, derivada da cultura da sociedade.

---

[17] M. Foucault, *Microfísica do poder* (13ª ed., Rio de Janeiro: Graal, 2000), p. 108.

[18] Cyro Bernardes, *Teoria geral das organizações* (São Paulo: Atlas, 1991), p. 66.

[19] *Ibidem*.

Segundo Lopes, Prado e Marques,[20] a implantação da hotelaria hospitalar tem como desafio derrubar as barreiras construídas, diferenciando hospitalidade de luxo, respeitando a equipe assistencial e estruturando a equipe de apoio, transformando-se em subcultura da organização.

Rosso[21] comenta que na maioria dos casos é o fundador da empresa quem exerce maior impacto na formação da cultura. Seus valores, ideias, objetivos e personalidade – que por sua vez estão influenciados pelos valores de seu próprio entorno – constituem a base a partir da qual a organização inicia sua existência, sobrevive às primeiras dificuldades e se desenvolve. Essa cultura prevalece até o momento em que esse conjunto for insuficiente ou não for mais competitivo para resolver problemas e manter a sustentabilidade da empresa. "Nesses momentos de crise, que afetam a essência da cultura, geralmente novos líderes surgem para processar a transição cultural necessária."[22]

A implantação da hotelaria deve, pois, ser "patrocinada" pela alta administração, para que a cultura da organização absorva novos serviços e conceitos. Caso contrário, os serviços estarão somente na superfície, sua eficácia será evidentemente artificial e não terão continuidade após o término de investimentos. Haverá retrocesso para o modelo de gestão anterior e reforço dos antigos paradigmas. Os serviços de hotelaria deverão se apropriar da cultura interna e a atitude de hospitalidade deverá ser natural para a equipe, caso contrário, o modelo não será implantado com consistência.

Hamel e Prahalad, especialistas mundiais em estratégia empresarial, também são defensores da ideia de que em situações de crise e de dificuldades econômicas a inovação pode ser uma das grandes saídas para a empresa se diferenciar e alavancar no mercado. "Na ausência de desafios nitidamente definidos, os funcionários ficam impotentes para contribuir para a competitividade."[23]

---

[20] Andreia Cordeiro Lopes, Fabíola Ribeiro Prado, Tatiane Marques, *Os desafios na implantação da hotelaria hospitalar*, trabalho de conclusão de curso de Pós-graduação em Hotelaria Hospitalar (São Paulo: Instituto Israelita de Ensino e Pesquisa Albert Einstein, 2004), p. 17.

[21] Fabrizio Rosso, *Gestão ou indigestão de pessoas: manual de sobrevivência para RH na área de saúde*, cit.

[22] *Ibid.*, p. 53.

[23] Gary Hamel & C. K. Prahalad, *Competindo pelo futuro* (Rio de Janeiro: Elsevier, 2005), p. 160.

Podemos entender que a hotelaria nos hospitais ainda é uma mudança de paradigma muito grande diante das inúmeras dificuldades existentes em sua implantação e pode ser entendida como uma inovação na área de saúde.

No mercado hospitalar, ainda persiste o entendimento de que o hospital deve ser de grande porte para ser lucrativo, e também a premissa de que será mais lucrativo a cada expansão ou aumento de leitos. Mas percebe-se a tendência de novos hospitais serem mais especializados em duas ou três patologias, no máximo, selecionadas em função das maiores margens de lucro que proporcionam e do volume de clientes por especialidade e procedimentos. Nesse modelo, muitos hospitais acabam por descentralizar seus serviços, criando menores unidades de atendimento fora do hospital, em bairros ou cidades que estrategicamente possam ser mais interessantes para aquele tipo de serviço. Muitos hospitais têm realizado parcerias com outros investidores, como fundos de pensão ou grupos de investimento, construindo ao lado dos edifícios torres de consultórios médicos, unidades de laboratório de coletas e exames, e até mesmo o prédio da maternidade. Uma das características predominantes nos hospitais de hoje é a obsessão pelo crescimento, que viria pela busca de um mercado maior e não por um trabalho focado no aumento das taxas de ocupação atuais. As taxas médias de ocupação dos hospitais de grande porte do município de São Paulo giram em torno de 75%. Para muitas empresas a meta suprema é a expansão da instituição que levará a novas receitas, geradas pelo aumento de leitos, ao invés de se focarem em melhorar os gastos existentes para torná-los adequados a esse aumento de demanda.

Isso levou muitos administradores e gestores hospitalares a acreditarem que a demanda determina o número de leitos a serem oferecidos, enquanto um novo modelo de gestão pressupõe justamente o inverso, que é a capacidade de gerar qualidade nos serviços prestados que limita a quantidade de leitos que devem existir.

Os hospitais se expandem, tornam-se grandes e depois necessitam de considerável volume de negócios para conseguir manter-se lucrativos. Uma negociação errada com os convênios, a perda de um parceiro que detém grande parte do faturamento, poderá pôr em risco a continuidade de todo o negócio.

> Um dia vi meu problema no espelho. Tinha orgulho do tamanho de minhas empresas. Adorava comprar equipamentos. Gostava de me vangloriar que sempre havia uma obra em andamento em minha empresa. Era divertido ser o líder de uma manada de búfalos em expansão. Eu encorajava as pessoas a gastarem.[24]

A operação deve ter atingido o ponto ótimo de atendimento antes de se expandir. Ao crescer, problemas e gastos podem ser replicados. Todos os processos devem ser medidos e descritos para atingir esse ponto ótimo. Por exemplo, um atraso entre uma cirurgia e outra tem impacto negativo em tempo de sala cirúrgica ociosa, da mesma forma que uma aeronave no solo ou atraso do voo afeta as companhias aéreas. A capacidade de gerar receita diminui, os clientes (todos: pacientes, médicos e acompanhantes) ficam frustrados, ansiosos e corre-se o risco de perder o cliente (paciente) para serviços concorrentes. Muitas vezes é o próprio hospital que, por falta de vagas naquele momento, transfere seus pacientes para outros serviços.

A limitação do crescimento e a integração da qualidade mínima necessária para o atendimento poderiam criar um indicador que responderia à seguinte pergunta: quanto posso crescer para manter o atendimento em um nível excelente? Qual o número possível de novas unidades, sem descaracterizar o produto?

Normalmente a pergunta formulada parte da premissa errada: Quanto de demanda ainda existe para maximizar os serviços já existentes?

Num hospital, ao contrário da hotelaria convencional, pode-se maximizar leitos diferenciando-os em suítes, por exemplo, apartamentos privativos e enfermarias (que podem ter, nos hospitais particulares, de dois a três leitos). O número de leitos existentes poderá variar conforme a carteira de clientes. Os quartos poderão ser todos montados como suítes, como enfermarias ou como quartos privativos, conforme a demanda.

A proposta de um novo modelo de gestão é considerar os setores que compõem a hotelaria como unidades de negócio, e não somente como centros de

---

[24] James Belasco & Ralph Stayer, *O voo do búfalo* (Rio de Janeiro: Campus, 1994), p. 167.

custos, como a maior parte dos modelos existentes considera atualmente. Conhecendo as unidades de negócio, pode-se otimizar seu desempenho mediante indicadores operacionais relativos a cada tipo de gasto.

A maior variável no gerenciamento de leitos de um hospital são as altas e as admissões. As chamadas cirurgias eletivas (cirurgias com agendamento prévio) são os únicos grupos que proporcionam alguma previsão de entrada. A demanda por leitos das altas de UTI e centro cirúrgico, assim como as provenientes do pronto-socorro (que nos hospitais responde, atualmente, por em média 40% das internações) é de difícil previsão. E a previsão de altas também é um dado difícil de estimar. Parte dos hospitais pode não dar garantias aos seus clientes se serão ou não transferidos para outros serviços, pois poderá haver *overbooking* naquele momento. E, nesse momento em particular, se houvesse mais de cinquenta leitos disponíveis, por exemplo, estes seriam utilizados, mas, em outro momento, estariam vazios (com um custo fixo unitário muito alto).

Muitas vezes, observamos hospitais que, apesar de terem taxa de ocupação anual em torno de 70% ao mês, registram diversas transferências por dia, por falta de leitos. Faltam leitos (ou apresentam-se indisponíveis) nos momentos em que mais são necessários. Algumas horas depois, o leito estará liberado, mas os clientes já terão sido transferidos para outros hospitais. Após a transferência, não há um acompanhamento da hospedagem do cliente na concorrência e este não voltará para o hospital que escolheu originalmente, migrando para o serviço para o qual foi transferido.

O novo modelo de gestão deve prever não só um gerenciamento mais dinâmico dos leitos hospitalares, mas também o aprendizado e a adaptação constantes, pois estratégias que são aceitáveis em um determinado momento tornam-se totalmente inadequadas em outro.

Claro que sempre existirão novas demandas, mas caberá ao gestor adaptar-se a elas. Também poderá criar novos produtos para ocupar a capacidade ociosa.

"Precisamos fazer com que os clientes de saúde sejam melhores consumidores, desenvolvendo aquilo que cada unidade de saúde tem condições de oferecer."[25] Entende-se que cada hospital tem de compreender sua vocação e saber se o cliente que está sendo atendido é de fato aquele que lá deveria estar, considerando sua patologia e os custos do hospital em tornar o processo lucrativo, atendendo-o o melhor possível.

Já que cirurgias e UTI são responsáveis por grande parte do faturamento de um hospital, é interessante fazermos uma análise comparativa entre número de internações/mês e número de cirurgias/mês.

Atualmente, ao analisarmos o número de cirurgias suspensas nos hospitais pesquisados, encontraremos um número preocupante, próximo a 15% do número total de cirurgias agendadas. Não é possível saber, com exatidão, as causas dessas suspensões, mas sabemos que não são privilégio de nenhuma das especialidades médicas. Observa-se, e especula-se, que podem dever-se à não aprovação pelo convênio, devido a problemas comerciais entre paciente e operadora; à falta de condição emocional ou física do paciente; ao não comparecimento do paciente ao hospital ou à desmarcação médica, e até mesmo a desistência do paciente pela demora em ser chamado para a sua internação (normalmente em casos de espera superior a cinco horas).

Por outro lado, podemos tentar analisar e entender por que os médicos solicitam aos seus pacientes que cheguem o mais cedo possível ao hospital no dia de sua internação. Na maior parte das vezes, existe o receio de que venha a faltar leito ao longo do dia e, por esse motivo, o médico solicita a todos os seus pacientes que cheguem o mais cedo possível (em casos mais graves, médicos totalmente ausentes da estratégia de gestão do hospital deixam de dar alta para seus pacientes, pois, dessa forma, reservam o leito para seu próximo paciente, dando a alta somente no momento mais oportuno). Em outras, a equipe médica ainda não está completa para determinados procedimentos e é mais conveniente para o médico ter um maior número de opções (pacientes de diversas patologias) aguardando sua decisão. Às vezes, cirurgias previstas para seis horas de duração terminam em vinte minutos (por exemplo, tumores

---

[25] Paul D. Mango e Vivian E. Riefberg, "Making patients better consumers", em *McKinsey Quarterly*, Chicago, 2-2-2006, p. 79.

de grande complexidade que se identificam como inoperáveis logo na incisão). Essa variável incontrolável, não rotineira, leva os médicos a terem outros pacientes disponíveis, mesmo que tenham de esperar as "seis" horas, quase sempre sem necessidade. O médico também pode não confiar na qualidade do hospital, o que o leva a antecipar a chegada de seus pacientes, pois existem preparos e procedimentos pré-operatórios que muitas vezes não são realizados, levando a atrasos no início da cirurgia. Por exemplo, equívocos em relação a equipamentos e materiais, que são solicitados e não estão disponíveis na hora do procedimento (até mesmo fios cirúrgicos).

Em praticamente todos esses casos, percebe-se um foco no hospital e não no cliente. Podemos ainda observar outras evidências e diversas inconsistências, como a falta de critério uniforme da equipe médica na escolha da próxima cirurgia – alguns pediatras, por exemplo, entendem que deverão realizar primeiro as cirurgias de crianças mais novas, uma vez que elas têm menos tolerância ao jejum; outros acreditam que deverá ser o caso mais complexo o primeiro a ser abordado; outros, ainda, elegem a ordem de casos mais simples para mais complexos. Resultado: os pacientes chegam todos no mesmo horário e sua espera (em jejum) pode chegar a mais de cinco horas.

Outro problema que se observa é a compra de produtos cirúrgicos não solicitados pelos médicos. Como o comprador invariavelmente desconhece as necessidades de cada cirurgia, é fácil ser convencido pelo vendedor, o que leva a aumentos consideráveis na conta e inviabiliza seu pagamento pelo cliente, promovendo a glosa pela operadora.

Também ocorre de vários setores do hospital ligarem para o paciente antes da cirurgia com informações muitas vezes contraditórias, o que confunde o paciente e gera o mesmo questionamento diversas vezes, demonstrando desorganização e retrabalho. Essa desorganização é reforçada pelo fato de, na maioria das vezes, ser a secretária do médico quem marca as cirurgias, e ela nem sempre tem todas as informações do paciente, gerando inconsistências na chegada ao hospital. Poucos hospitais já oferecem a marcação via *web*, com a possibilidade de customização, pelos próprios médicos, dos materiais que serão utilizados no centro cirúrgico.

Outra falta de coerência é o tempo necessário para os planos de saúde autorizarem o procedimento – uma mesma situação, e no mesmo plano, pode levar de apenas algumas horas a até dez dias!

Por último, ao perceberem alguma dificuldade na internação eletiva, como o excesso de burocracia, muitos médicos acabam por fazer a internação via pronto-socorro, distorcendo a análise dos resultados e diminuindo os leitos disponíveis para a emergência.[26]

Essa análise deve evoluir para que o novo modelo de gestão se torne mais competitivo e o cliente tenha tratamento mais adequado.

Eis alguns dados importantes para que o gestor possa gerenciar o hospital na implantação de um modelo de hotelaria hospitalar: número total de cirurgias agendadas, realizadas e suspensas; número de cirurgias agendadas, realizadas e suspensas por especialidade; principais causas da suspensão de cirurgias, por especialidade; tempo real de cirurgia por tipo e por equipe; tempo de permanência na recuperação pós-anestésica. Os indicadores assistenciais também podem ser medidos a partir da ficha de acompanhamento do paciente, que registra todos os dados desde a admissão até a alta.

Pode-se desenvolver um relatório para os principais indicadores de consumo, como *kits* cirúrgicos e anestésicos, material vindo da central de esterilização e os consignados. Para que o modelo de gestão seja completo, todos os tipos de gastos devem ser incluídos, como solicitações de manutenção e custos de consertos. Esse relatório deverá registrar também o tempo máximo de atraso que contribua para a suspensão de cirurgias, o que poderá ajudar a direcioná-las para horários que atendam melhor à conveniência dos médicos, dos clientes e do hospital. Entretanto, percebe-se que o aumento no número de cirurgias no período da tarde e da noite é uma tendência crescente no mercado de saúde.

Em muitos hospitais há um colapso por falta de leitos, detectado no setor de internação, mas gerado por diversos motivos. Nem sempre o médico respeita o

---

[26] É comum haver reservas de leitos para pacientes vindos do pronto-socorro, para altas da UTI ou para pacientes do centro cirúrgico.

horário de alta recomendado pela administração. Também nem sempre existe uma orientação nesse sentido. Normalmente, as altas ocorrem no mesmo período e não há equipe de limpeza suficiente para aprontar mais de um determinado número de apartamentos ao mesmo tempo. Quando realizada por dois auxiliares, a limpeza terminal é feita em aproximadamente 50 minutos, porém o processo pode levar de duas a três horas, em dias de grande movimento, para ser iniciado. A equipe, até então ociosa, acaba tendo de higienizar inúmeros quartos e o gerenciamento dos leitos nessa situação é ponto de sucesso para a maximização das vendas e a diminuição do tempo de espera dos clientes.

Um novo modelo de gestão pode gerar os seguintes benefícios: desospitalização das especialidades operacionalmente inadequadas ao modelo; lucratividade ligada à produção cirúrgica e não somente ao *mark up* de "revenda" dos materiais cirúrgicos; utilização de *home care* e medicina preventiva para hospitais pertencentes a planos de saúde ou planos de saúde pertencentes a hospitais; menor média de permanência dos pacientes; maior índice de renovação de pacientes; menor índice de Intervalo de Substituição; menor relação funcionário por leito; menor Taxa de Ocupação no Ponto de Equilíbrio; melhor atendimento pela hotelaria mediante estímulos personalizados e não mais apenas diferenciados ou padronizados.

Percebe-se que as causas mais comuns dos problemas com leitos são a falta de coordenação entre os serviços (higiene, manutenção, enfermagem), que será melhorada quando essas áreas forem comandadas pelo mesmo gestor; os médicos que não são orientados quanto ao melhor horário para altas naquele hospital; a falta de autossuficiência das duplas de limpeza terminal, que necessitam de uma líder de andares para a liberação do apartamento que, em hospitais verticais, com dificuldade de locomoção vertical, pode levar até 20 minutos; o período de até quatro horas para o paciente sair do quarto após a alta, além de fatores já mencionados anteriormente, como internação eletiva via pronto-socorro; orientação do médico para que o paciente chegue muito cedo ao hospital e múltiplas condutas clínicas para casos de natureza semelhante.

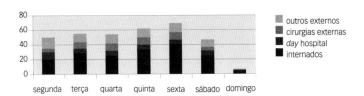

Gráfico 5: Número de altas por tipo de paciente.

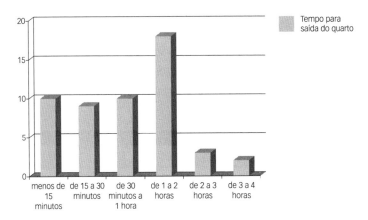

Gráfico 6: Tempo para o paciente deixar o quarto após a alta.

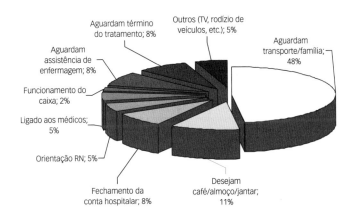

Gráfico 7: Causas da demora na saída do paciente.

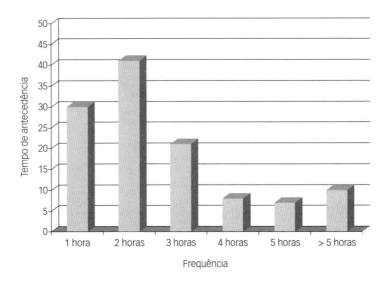

Gráfico 8: Tempo entre a chegada do paciente e a cirurgia.

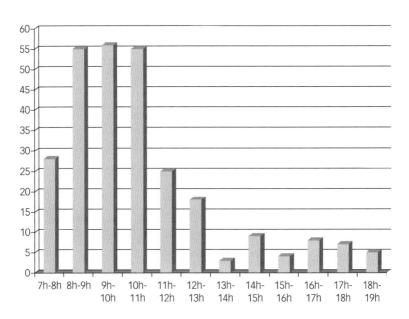

Gráfico 9: Horários de alta médica.

Impactos no modelo de gestão: o custo-benefício da implantação da hotelaria hospitalar

Pudemos compreender que no novo modelo de gestão os hospitais são considerados empresas e devem ser administrados como tal, visando à lucratividade e continuidade de sua existência. A divisão da saúde em quatro dimensões distintas permitiu-nos verificar que o acesso à saúde depende de um novo modo de pensar do gestor e do usuário. Do usuário porque, por não saber usar seu plano de saúde, acaba por perdê-lo, ao aumentar sua sinistralidade e tornar inviável, para a empresa privada, manter o benefício com nível de qualidade razoável. Do gestor porque administra a empresa com o modelo de gestão que funcionava no passado, sem considerar o novo perfil do cliente e consequentes ajustes na administração do negócio.

Implantar a hotelaria hospitalar sem considerar seus custos indiretos e benefícios diretos é uma atitude irresponsável do gestor, motivada provavelmente por um impulso mercadológico. Certamente essa hotelaria estará focada na "perfumaria" e não estruturada em todas as etapas, contemplando todos os setores que se relacionam com os clientes.

O custo-benefício da implantação da hotelaria hospitalar será impactado pelo clima organizacional e a cultura da empresa; e subordinado a uma constatação relativamente recente, embora óbvia no universo hospitalar brasileiro: o bem-estar do paciente é condição indispensável para a melhoria na saúde.

Muitas vezes, apesar de pronto para a implantação sob o ponto de vista de cultura empresarial, mas com problemas em sua atividade-fim, o hospital poderá não estar preparado para a hotelaria hospitalar. Enquanto modelo de gestão a hotelaria hospitalar deverá dar subsídios para a área assistencial e justamente por isso é pré-requisito que o hospital faça aquilo a que se propõe, ou seja, trate e cuide de seus pacientes dando-lhes o que vieram buscar no hospital: atendimento na área de saúde. A implantação da hotelaria sem a correta estruturação dos serviços de saúde torna-se, aos olhos do consumidor, patética, dispensável e irrelevante.

A hotelaria será muito bem-vinda após o atendimento das necessidades básicas do hospital. Também é importante, para otimizar o custo-benefício, que o departamento seja inserido no organograma. Havendo um gerente de Hotelaria, este deverá reportar-se normalmente à Diretoria Administrativa, tendo sob sua responsabilidade as áreas de Governança (Higiene e Lavanderia), Setor de Nutrição e Dietética (SND), Atendimento (balcão e telefônico) e Vigilância Patrimonial (Segurança e Portaria). Outros serviços como estacionamento, lojas e restaurantes também podem ser gerenciados pelo mesmo departamento.

O organograma da área deve ser proporcional aos serviços e ao tamanho do hospital.

Hospitais de menor porte terão organograma em que o próprio gerente de hotelaria participa mais ativamente do processo, com uma operação mais simplificada, acumulando algumas funções e reduzindo um nível hierárquico, conforme demonstra a figura 3.

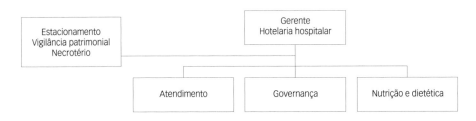

Figura 3: Organograma de hospital de pequeno porte.

Hospitais de grande porte devem ter organograma similar ao que demonstra a figura 4, com todos os serviços de apoio subordinados a essa gerência.

Para melhor avaliação do custo-benefício, o gestor deverá conhecer o valor da folha de pagamento de seu departamento, o custo de contratos com terceiros e seus gastos fixos e variáveis, para comparar com os benefícios gerados.

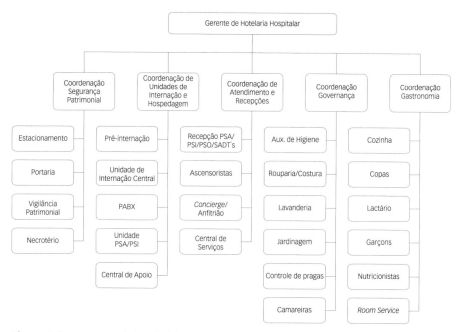

Figura 4: Organograma de hospital de grande porte.

Custear as atividades é também uma boa prática para se conhecer o custo-benefício. Por exemplo, quanto custará a reforma do piso do hospital? Qual o investimento a ser feito? Quanto esse processo representa em equipamentos e em mão de obra? E qual o investimento em uma barreira de contenção?[27] Quanto custa terceirizar apenas a impermeabilização? Podemos ter uma "hotelaria hospitalar sustentável" em que alguns departamentos ou serviços se paguem (serviço de *kit* de frigobar, restaurantes, *room service*, *business center*), pois nesses casos todos os gastos são variáveis, ou seja, proporcionais ao volume de vendas. Quando não houver a venda, não haverá o gasto.

---

[27] Tapete tipo capacho colocado antes da porta de entrada para evitar o acesso de pó e água trazidos pelos calçados dos usuários.

Quanto mais detalhada for a atividade, melhor será o entendimento do custo. Havendo pleno conhecimento do custo de cada atividade, mais fácil será avaliar os benefício que gera. Por exemplo, a limpeza terminal leva em média 50 minutos para ser realizada com dois funcionários. Relacionando-se o gasto com os produtos utilizados e o salário dos funcionários pode-se calcular o custo mensal com base no número de altas projetadas. Saberemos, então, um dos componentes importantes do custo com a limpeza das unidades de internação.

A mesma situação se aplica à lavanderia, à nutrição e até mesmo à análise da terceirização de algum serviço.

Com a implantação da hotelaria a padronização de processos e a reorganização de tarefas poderá gerar benefícios superiores aos custos, com a redução de custos operacionais e até mesmo de mão de obra, ao evitar retrabalho.

Em um hospital em que a hotelaria está descentralizada em diversos serviços, não existe um responsável único pelos serviços de apoio e, por conseguinte, não há cobrança de resultados, criação de indicadores de performance, treinamento, motivação e autoestima da equipe, o que resulta, naturalmente, em desempenho e produtividade menores.

Os benefícios deverão ser medidos também pelo aumento na fidelização dos clientes, calculado pelo retorno em consultas, exames, cirurgias, enfim, pelo uso da instituição hospitalar (clientes de especialidades como pediatria e maternidade normalmente são mais suscetíveis aos serviços prestados pela hotelaria, percebendo mais facilmente o valor agregado).

Ou seja, o binômio do custo-benefício está em otimizar valores para os clientes e, ao mesmo tempo, reduzir os gastos para o hospital. Hoje, nenhum hospital quer ser associado à doença e sim à saúde. Daí o esforço de todos os setores ligados ao departamento hoteleiro dos hospitais em criar, inovar e conceber novas formas de surpreender o cliente. Muitas das ações da hotelaria hospitalar, principalmente as ligadas à humanização, têm custo muito pequeno perto do que geram de vantagens.

Parte do *staff* pode ser resistente à hotelaria hospitalar, se não tiver havido o cuidado de se informar aos demais setores sobre seus objetivos. Não é fácil implantar esse conceito nas instituições de saúde. Muitas vezes, ainda que com permissão da diretoria da empresa e com carta-branca para iniciar as alterações, a cultura da empresa ainda não está preparada para as mudanças. Treinamentos de postura profissional, atendimento ao cliente, mudança de uniformes criam ícones que facilitam a entrada dos novos conceitos, otimizando o custo-benefício. Mas não são apenas os funcionários da hotelaria que devem participar do treinamento. Perigosos "vácuos" poderão formar-se se o treinamento for dado parcialmente. Muitas vezes, colaboradores podem sentir-se menos importantes que outros, ou os que não receberam treinamento entenderem que não há nada de errado com seu atendimento, por exemplo.

Quando queremos analisar o custo e o benefício da implantação da hotelaria hospitalar, devemos nos perguntar sobre as desvantagens da não implantação de serviços que compreendam o paciente como cliente e levem em conta o conforto, a segurança e o bem-estar de seus acompanhantes e visitantes, pois, em comparação com outros tipos de negócios, a subjetividade e a intangibilidade dos serviços prestados por uma instituição de saúde geram maior visibilidade no que se refere à marca institucional.

Não prestar atenção aos serviços de hotelaria nos hospitais pode ser um risco grande para se correr. Tem de haver esforço para que todos na organização tenham em mente que a humanização e a hospitalidade são características inerentes a todo corpo de colaboradores dos hospitais, não apenas aos subordinados à hotelaria. Por outro lado, devemos compreender que existe uma mensagem nítida de venda nos serviços em que o cliente tem contato direto com a instituição, e que cada colaborador é um vendedor em potencial. O médico, a equipe assistencial e de hotelaria vendem intuitivamente a ideia de segurança, credibilidade, conforto que deve gerar uma próxima venda, no momento em que o cliente precisar novamente de seus serviços.

Mas os gestores, muitas vezes negligentes nesse processo, acabam por esquecer que muitos dos médicos e funcionários atuam em dois ou três serviços distintos, e que a fidelidade a uma ou outra marca está diretamente ligada ao relacionamento que se constrói ao longo do tempo.

Hotelaria hospitalar como estratégia

Segundo Michael Porter,[28] ao longo das últimas décadas a competição, que era quase inexistente em muitos países e em vários setores, tem se intensificado em todas as partes do mundo. A concorrência existia, porém a rivalidade não era tão intensa. Nesse contexto tão competitivo, os serviços da hotelaria hospitalar aparecem como diferencial estratégico. Mas, muitas vezes, não se consegue discernir entre a melhoria no atendimento ao cliente como estratégia de fidelização e a gestão no setor de internação. Confunde-se com as melhores práticas na administração de *facilities* e não se foca a estratégia, somente a eficácia operacional.

Muitos hospitais, nos quais já foi implantada a gestão de hotelaria hospitalar, não conseguem distinguir entre eficácia operacional e estratégia. A constante busca pela produtividade das áreas de apoio propagou uma série de ferramentas e técnicas gerenciais, como *benchmarking*, terceirização, parcerias e *balanced scorecard* (BSC).[29] Apesar das melhorias operacionais resultantes da aplicação das ferramentas e técnicas gerenciais, muitas empresas se frustraram com a incapacidade de refletir esses ganhos em rentabilidade sustentada. Assim, aos poucos, as ferramentas gerenciais tomaram o lugar da estratégia.

Tanto a eficácia operacional quanto a estratégia são essenciais para um bom desempenho, mas é importante saber diferenciá-las.

Para Michael Porter, se uma empresa conseguir estabelecer diferencial preservável, será capaz de superar os concorrentes em desempenho. A empresa precisa proporcionar maior valor aos clientes ou gerar valor comparável a um custo mais baixo, ou ambos. Muitas ações e serviços de hotelaria nos hospitais têm essa mesma premissa. Porter define a eficácia operacional como desempenhar as atividades de forma superior à dos concorrentes. Abrange a eficiência

---

[28] Michael E. Porter, *Competição – on competition: estratégias competitivas essenciais*, cit.

[29] *Balanced scorecard*: sistema integrado de gestão e implementação da estratégia da empresa cujo propósito, definido por seu criador, o professor Robert Kaplan da Harvard Business School, é "traduzir a missão e a estratégia das empresas em um conjunto abrangente de medidas de desempenho que serve de base para um sistema de medição e gestão estratégica".

e diz respeito ainda a quaisquer práticas que levem a empresa à melhor utilização dos insumos. Contrastando, posicionamento estratégico significa desempenhar atividades *diferentes* das exercidas pelos concorrentes, ou desempenhar as mesmas atividades de maneira *diferente*.[30]

Durante a última década, os gerentes estiveram preocupados com a melhoria da eficácia operacional, fazendo uso das ferramentas de qualidade. Alteraram a forma como desempenhavam suas atividades, de modo a eliminar as ineficiências, aumentar a satisfação dos clientes e atingir as melhores práticas. O crescimento da popularidade da terceirização, reconhecendo que atividades-meio devem ser desempenhadas por especialistas, fez com que muitos hospitais "pasteurizassem" seus serviços de apoio. Os exemplos mais comuns são os serviços de limpeza, lavanderia e nutrição.

Para conseguir rentabilidade superior, é indispensável o constante aprimoramento da eficácia operacional. Mas, não é o bastante, pois, com base somente na eficácia operacional, poucas empresas competem com êxito durante períodos mais longos, enfrentando dificuldades cada vez maiores para se manterem à frente dos concorrentes. O motivo mais evidente é a disseminação e instrumentalização das melhores práticas – as empresas tendem, perigosamente, a convergir. Ou seja, quanto mais praticam *benchmarking*, mais se assemelham entre si. Quanto mais as empresas terceirizam as atividades para prestadores de serviços eficientes, em geral os mesmos, mais os processos se tornam similares. À medida que os concorrentes competem uns com os outros nas melhorias de qualidade, nas reduções dos ciclos e nas parcerias com os fornecedores, as estratégias se tornam convergentes e a competição caminha ao longo das mesmas trajetórias.

Após uma década de ganhos na eficácia operacional, muitas empresas estão enfrentando retornos decrescentes, pois as ferramentas estão levando as empresas à imitação e à homogeneidade. E o lema da estratégia competitiva é ser diferente, ou seja, escolher de forma deliberada.

---

[30] Michael E. Porter, *Competição – on competition: estratégias competitivas essenciais*, cit.

Para Kaplan e Norton, a estratégia deve ser um ato contínuo e incorporado aos processos administrativos existentes. Segundo os autores, cerca de 30% das ações tomadas não contribuem com a estratégia. Para eles, um sistema completo de gestão associa estratégia e medidas de longo prazo ao planejamento tático e orçamentos de curto prazo.[31]

A estratégia e a vantagem competitiva também devem ser discutidas quando se planeja o nível de serviços de hotelaria que se pretende oferecer ao cliente. Nesse sentido, os serviços de hotelaria também podem ser entendidos como parte das diversas unidades de negócio, cada uma interdependente da outra e interagente entre si. O resultado impacta diretamente a gestão dos leitos. Antes da implantação da hotelaria, o dado de higiene que os gestores acreditavam gerar maiores resultados era o indicador que media o tempo da limpeza terminal. Hospitais com bom desempenho conseguem atingir a marca de 45 minutos, usando duplas de trabalhadores. Uma redução nesse tempo pode gerar impacto no setor de internação que, ao perceber a maior rapidez da equipe de higiene na entrega dos leitos, pode melhorar seu desempenho no setor de internação. O mesmo acontece com a gestão de processamento de roupas da lavanderia. Para resolver o problema, pode ser criado um limite de saída do paciente até o meio-dia, solicitando-se aos médicos que realizem suas altas até às 11 horas da manhã e estabelecendo o *late check out*, com cobrança de meia-diária particular, caso o paciente não deixe o leito uma hora após a alta. Esses fatores podem resultar em melhoria de desempenho.

O custo de um leito parado, mesmo que o paciente já tenha tido alta, aguardando a limpeza, ou mesmo limpo, aguardando a internação, gera um nível alto de gastos. O gestor de hotelaria hospitalar não poderá ter dificuldade em relacionar um assunto como a higiene de um quarto com o escopo operacional e a estratégia tática da empresa, em relação ao número de atendimentos e à transferência de pacientes para outros hospitais, por exemplo. O custo a ser medido é o do serviço, e não o do produto. A falta do produto pode representar elevado custo de reputação e imagem. Compreender a sutil diferença entre

---

[31] Robert Kaplan & David Norton, *A estratégia em ação*, cit., p. 24.

produto e serviço deve ser uma habilidade do gestor que pretenda operar um novo modelo de gestão. Ou seja, a higienização do quarto é um serviço, mas o quarto limpo é um produto. Os aspectos tangíveis desse serviço tornam-se produtos aos olhos do cliente.

Nesse modelo de gestão, no qual se pretende contemplar a hotelaria hospitalar, os gestores devem, portanto, compreender as diferenças exatas entre produtos e serviços. O consumidor adquire no hospital um *mix* que varia proporcionalmente em produtos e serviços. Nos serviços de hotelaria hospitalar, encontram-se os dois tipos de elementos, conforme tabela 2.

Em um hospital, a parcela referente a bens físicos é muito pequena quando comparada à de serviços puros (100% serviços). A consulta médica, por exemplo, é intangível, depende das percepções e seu resultado é difícil de ser definido segundo critérios administrativos. Daí a importância desses bens físicos existentes durante a prestação de serviços, pois muitas vezes o cliente tangibiliza a experiência do serviço no bem material. Um *ammenity* (itens de banheiro, como o xampu que é dado de cortesia em alguns meios de hospedagem) de baixa qualidade pode condenar o conceito de serviços do hotel ou do hospital. Muitos clientes, mesmo em hotéis ou hospitais de alto luxo, levam esses produtos como *souvenir* após sua alta ou *check out*.

A confusão entre esses dois elementos pode ser perigosa no bom atendimento do cliente. Além de gastos adicionais, a falta de controle sobre essa operação pode causar mal-estar ao cliente, evidenciando má organização das atividades da empresa, como, por exemplo, amostra grátis com data de validade vencida, *ammenities* de baixa qualidade, suco de laranja *tetra pack* em temperatura inadequada, entre outros.

> O fato de a maioria das empresas oferecer um pacote de valor que inclui serviços e produtos físicos implica que o gestor de suas operações não pode esquivar-se de gerenciar tanto as operações que geram a parte "serviço" como as operações que geram a parte "bem físico". Entretanto, cremos que esta dicotomia entre serviços e produtos físicos pode levar a decisões e encaminhamentos equivocados.[32]

---

[32] *Ibid.*, p. 136.

Tabela 2: Régua de produtos e serviços em hotelaria hospitalar

100% Produto
Refeições
Amostras grátis de medicamentos
Ammenities
Roupa de cama, banho
Equipamentos de limpeza
Produtos de limpeza
Lojas (floricultura, *gift shop*)
Lanchonete (*fast food*)
Restaurante de luxo
Segurança
Estacionamento
Room Service
Consulta médica
100% Serviço

Fonte: Adaptação de Corrêa & Corrêa,[33] elaborada pelo autor.

Nesse modelo de gestão, os gestores devem contemplar a análise da satisfação do cliente sobre itens referentes aos produtos e aos serviços. É importante lembrar que os serviços são produzidos e consumidos simultaneamente, necessitando, em quase todos os casos, da presença do cliente. E são executados, na maioria das vezes (nos casos não assistenciais) pela equipe de hotelaria do hospital.

Por serem intangíveis, os serviços são mais difíceis de se avaliar que os produtos. Por isso, é necessário haver um critério claro de julgamento, para que a equipe que os executa possa avaliar seu desempenho e o gestor mensurar seus resultados.

A intensidade e a extensão do relacionamento dos colaboradores com o cliente têm implicações importantes sobre o resultado.

---

[33] Henrique L. Corrêa & Carlos A. Corrêa, *A administração de produção e operações* (São Paulo: Atlas, 2004), p. 143.

MODELO DE GESTÃO ADEQUADO AO NOVO CENÁRIO DA SAÚDE

Quanto maior a intensidade na interação com o cliente, maior a riqueza de informações trocadas e o nível de customização requerido. O modelo de gestão proposto deve poder mensurar a intensidade e a extensão desejáveis para cada tipo de serviço existente. Por exemplo, no serviço de manobristas, a natureza do serviço exige rápida entrega do veículo. A extensão do contato com o cliente (o tempo existente entre a solicitação e a entrega) deve ser a menor possível. Portanto, podem ser criadas metas de atendimento para essa prestação de serviço. Períodos superiores a dez minutos para a entrega do veículo, ainda que acompanhados de ótimo atendimento, não são entendidos pelo cliente como boa prestação de serviço.

Por sua natureza, o atendimento médico no Pronto Atendimento exige alta intensidade e baixa extensão. Já uma consulta eletiva pode ter extensão e intensidade altas, conforme o gráfico 10, inspirado em Corrêa & Corrêa.

Alterar a extensão da interação pode ser vista como ferramenta gerencial para aumentar a fidelização do cliente. Isso significa pensar a gestão das operações de serviço visando à manutenção do relacionamento com o cliente por extensões de tempo superiores à duração de uma determinada transação.[34]

O gestor deve saber exatamente qual a tolerância máxima para cada tipo de serviço, pois muitas vezes o cliente pode precisar recebê-lo mais rapidamente do que o permitido pelo cumprimento de todas as rotinas administrativas.

Esse modelo de gestão também deve contemplar a gestão dos fluxos e filas. O tempo de espera na internação, conforme demonstrado no início deste capítulo, ao tratarmos da gestão de leitos, pode ser fator de sucesso ou de fracasso entre os vários hospitais. Estabelecer melhores conexões entre os serviços de enfermagem, pré-internação, centro cirúrgico, secretária dos médicos e setor de internação do hospital pode garantir melhor resultado e satisfação para o cliente final.

---

[34] *Ibidem.*

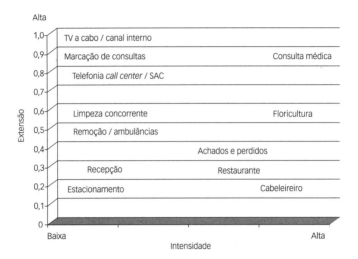

Gráfico 10: Matriz de extensão e intensidade na interação com o cliente.
Fonte: Adaptação de Corrêa & Corrêa, elaborada pelo autor.[35]

O chamado "custo de espera", que é parte do sacrifício realizado pelo cliente para receber o serviço, não é o tempo real transcorrido, mas o percebido pelo cliente. Portanto, se o tempo percebido diminuir, os custos de espera serão menores para o cliente, mesmo que o tempo real de espera permaneça inalterado. Uma boa atitude de hospitalidade poderá garantir espera mais adequada, mas os prestadores de serviço devem se lembrar que esperas sem previsão de atendimento parecem mais longas do que as com prazo conhecido.

Essas esperas, em situações de atendimento telefônico, parecem ainda maiores; os consumidores superestimam o tempo de espera em mais de 20%. Isso quer dizer que no atendimento telefônico a tolerância ao tempo de espera é menor que no atendimento pessoal. É comum um cliente mencionar que ficou 15 minutos para ser atendido e verificar-se, depois, que a espera foi inferior a 5. Além disso, na maioria das vezes é o cliente quem paga a ligação, já que nem todas as organizações têm um número 0800 à disposição dos seus clientes. Em suma, o cliente não tolera ficar muito tempo em fila de espera para ser atendido e também fica descontente se o operador demorar muito

---

[35] *Ibid.*, p. 143.

MODELO DE GESTÃO ADEQUADO AO NOVO CENÁRIO DA SAÚDE

tempo para concluir o atendimento. Filas de espera longas ocasionam altas taxas de abandono e clientes desistem de esperar e encerram a ligação antes do atendimento.[36]

As esperas solitárias parecem mais longas do que em grupo; ou seja, quando em grupo a percepção sobre o tempo de espera se altera, tornando-a menos angustiante. E isso não diz respeito apenas às esperas em um setor de atendimento, mas às por consultas, por tratamentos ou até mesmo para terminar a administração de determinado medicamento via parenteral (venosa).

Em um dos hospitais pesquisados, a sessão de hemodiálise foi reestruturada e hoje é realizada individualmente, para preservar a privacidade dos pacientes. Aqueles que foram atendidos por esse serviço relataram que preferiam a forma anterior, pois podiam conversar enquanto esperavam o término do tratamento. Ou seja, nesse modelo de gestão a empresa deve reavaliar suas percepções sobre o desejo dos consumidores. Efetuar mudanças que para o gestor parecem positivas, mas que não agregam valor ao serviço prestado demonstra falta de empatia com o cliente e macula a lacuna de número dois da matriz de Zeithaml e Bitner,[37] que discutiremos no próximo capítulo.

O valor que o cliente atribui ao serviço é proporcional à tolerância com a espera, e as esperas sem explicação são menos toleradas do que as explicadas.

Concluindo, o gestor à frente do projeto de hotelaria hospitalar deverá relatar seus resultados para sua equipe, criar metas e estratégias para a melhoria do atendimento e dos serviços prestados. Isso não pode ser uma ação isolada de alguns funcionários; deve fazer parte da política de atendimento da empresa e ser consistente com o modelo de gestão existente.

Naturalmente, todas essas melhorias podem gerar aumento de gastos, que devem ser previstos e controlados pelos gestores.

Nos hospitais pesquisados, identificamos percentuais muito próximos de representatividade dos gastos dos serviços de hotelaria, conforme a tabela 3:

---

[36] Ricardo Ianello Padilha, "Call center: contact center", em Nísia Roxo Guimarães, *Hotelaria hospitalar: uma visão interdisciplinar* (São Paulo: Ateneu, 2007), p. 48.

[37] A. Valarie Zeithaml & Jo Mary Bitner, *Marketing de serviços: a empresa com foco no cliente* (2ª ed., Porto Alegre: Bookman, 2003).

Tabela 3: Representatividade média dos gastos da hotelaria
Representatividade média sobre o total dos gastos
Lavanderia = 1,24%
Governança (Fopag Autogestão) = 2,27%
SND (terceirizada) = 3,41%
Segurança (terceirizada) = 0,75%
Atendimento = 2,5%
Manutenção (materiais) = 2% / Fopag = 1%
TOTAL = 12,17%

Essa deve ser uma das mais importantes atribuições do gestor de hotelaria hospitalar. Na maior parte dos hospitais que já implantaram a hotelaria, o gestor da área não tem alçada para tomar decisões e desconhece os gastos do seu departamento, não podendo, portanto, sequer propor ações de melhoria para controlar o impacto financeiro dos serviços prestados. Nos hospitais pesquisados com a hotelaria implantada, pôde-se perceber como tendência que alguns resultados financeiros foram afetados pelas alterações nos processos. Acredita-se que isso se deva à maior eficiência dos serviços nessa área, uma vez que seus líderes começam a ganhar visão sistêmica, do gerenciamento de leitos (influenciando na receita e no volume de clientes atendidos) ao maior controle do patrimônio e melhor uso de equipamentos e de pessoas.

Em uma pesquisa realizada por Carnielo,[38] percebemos praticamente os mesmos valores já apresentados na tabela 4. Porém, nessa pesquisa, com um universo de 28 hospitais, entre privados (12) e públicos (16), percebe-se que os gastos com os serviços de hotelaria são mais representativos nos hospitais públicos quando comparados com os hospitais privados.

Isso vai contra as afirmações equivocadas dos grupos resistentes à implantação de um departamento de hotelaria e *facilities* dentro da instituição de saúde, do tipo: "Hotelaria é somente para hospital rico".

---

[38] Marcelo Tadeu Carnielo, palestra proferida no IV Simpósio Internacional Albert Einstein de Hotelaria Hospitalar, São Paulo, 2017.

Os resultados dessa pesquisa trazem dados importantes. Hospitais privados com hotelaria formalmente implantada conseguem administrar melhor seus gastos quando comparados com hospitais públicos. Já os hospitais públicos que têm a participação de Organizações Sociais de Saúde (OSS) são normalmente mais bem geridos e apresentam melhores resultados ao avaliar seus indicadores. As OSS são instituições filantrópicas do terceiro setor, sem fins lucrativos, responsáveis pelo gerenciamento de serviços de saúde do SUS em todo o país, em parceria com secretarias municipais e estaduais de saúde.

Muitas vezes uma comparação desse tipo nem é possível pois o sistema de custos, rateio e apropriação dos gastos não é confiável e não possui, em sua operação, sistemas e métricas de medição. Há hospitais que contam com um gestor de hotelaria atuante, o qual normalmente formata e providencia sistemas de medição que servem para custeio e análise de desempenho.

Tabela 4: Composição de custos na hotelaria

Unidades	Hospitais privados (filantrópicos)	Hospitais públicos	Média
N	12	16	28
SND*	2,8%	3,9%	3,4%
Limpeza	2,1%	2,9%	2,5%
Resíduos	0%	0,1%	0,1%
Lavanderia**	1,7%	1,8%	1,8%
Manutenção***	1,8%	3,1%	2,4%
Segurança	0,6%	1,3%	1%
Recepção****	1,3%	1,2%	1,2%
Estacionamento	0%	0%	0%
Total	10,3%	14,2%	12,4%

Fonte: Marcelo Tadeu Carnielo, palestra proferida no IV Simpósio Internacional Albert Einstein de Hotelaria Hospitalar, São Paulo, 2017.

N: número de hospitais pesquisados.

* SND + lactário.

** Lavanderia + rouparia + costura.

*** Manutenção + engenharia clínica + caldeira + gerador + central de gases + áreas comuns.

**** Recepção + central de guias + hospitalidade + hotelaria.

Outro dado importante, revelado pela mesma pesquisa, é a análise dos custos do SND:

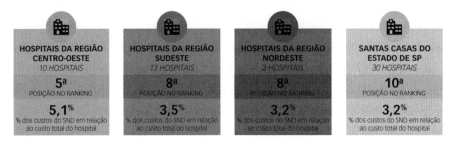

Figura 5: Custos do SND.
Fonte: adaptado de Marcelo Tadeu Carnielo, palestra proferida no IV Simpósio Internacional Albert Einstein de Hotelaria Hospitalar, São Paulo, 2017.

Os indicadores de Liquidez Geral (LG), Liquidez Imediata (LI) e Divisão entre Ativo Permanente e Patrimônio Líquido (APPL) podem sofrer alterações significativas se comparados com os registrados antes da implantação da hotelaria no modelo de gestão. Ao analisar os dados do Balanço Patrimonial, percebe-se que hospitais com hotelaria têm melhor desempenho financeiro, principalmente em relação à gestão de estoques e aos investimentos efetuados em Ativo Permanente para a implantação dessa hotelaria. Com a melhor gestão dos estoques, principalmente no que se refere aos uniformes e enxoval de roupas cirúrgicas e hoteleiras, os indicadores de liquidez apresentaram bom resultado. Todos os valores foram superiores aos registrados antes da implantação, demonstrando melhor performance operacional.

Ao avaliar os Índices de Estrutura de Capital, percebe-se também um bom resultado, comparando as dívidas com o Patrimônio Líquido. Outro dado que pode ser afetado é o APPL. O departamento de hotelaria hospitalar agrupa grande parte do Ativo Imobilizado, que muitas vezes é o maior percentual do Ativo Permanente de um hospital. O gestor de hotelaria hospitalar também precisa considerar o custo da mão de obra, pois esse departamento normalmente responde pela segunda maior folha de pagamento, depois do departamento de enfermagem. Muitas vezes, trata-se de uma folha menor, em valor, mas que comporta o maior contingente de pessoas. Para os hospitais privados, os gastos com mão de obra podem representar algo em torno de 45% da receita anual. Ou seja, quase metade do faturamento vai para pagamento dos funcionários. Muitas vezes, isso se deve à resistência dos hospitais na terceirização dos serviços de apoio, que pode diminuir esses gastos em pelo menos 20% sem queda proporcional de qualidade, se houver um gestor de hotelaria atuante na gestão dos contratos de seu departamento.

Muitas vezes, o sistema de informática utilizado não tem todas as ferramentas necessárias. A própria parametrização está, frequentemente, equivocada. Os leitos de iodoterapia, por exemplo, que normalmente necessitam de longa espera após o uso, devido à irradiação, são contados regularmente. E os leitos de hospital-dia não são ajustados, distorcendo os resultados. O mesmo ocorre com a conversão de apartamentos privativos para leitos de enfermaria, aumentando o denominador de leitos disponíveis. Quando bem gerenciada, a taxa de alta hospitalar pode ser otimizada e as transferências podem cair pela metade. Em respeito ao paciente em observação no pronto-socorro ou a seu familiar, devem ser imediatamente informados caso não haja disponibilidade de leitos, em vez de dar essa notícia após horas de espera.

A influência das pessoas na organização: clientes, médicos, funcionários e prestadores de serviço

A hospitalidade como contribuição para melhoria do modelo de gestão existente

No capítulo "O complexo contexto do segmento de saúde no Brasil", vimos que, nas três esferas que Lashley[1] define como hospitalidade, existe um espaço entre a hospitalidade comercial e a social e que, com atitudes humanizadas, poderá ocorrer "a dádiva" no relacionamento do funcionário com o cliente. Todos os colaboradores da instituição de saúde, seja qual for sua área de atuação, devem contribuir com manifestações de hospitalidade. Os hospedeiros comerciais, ainda que pagos, devem ter em sua equipe pessoas com hábitos pessoais de acolhimento. Assim como ocorre com o conceito de "qualidade", o conceito de "hospitalidade" não funciona sozinho e não pode ser aplicado esporádica e individualmente por um setor ou funcionário do hospital. O esforço

---

[1] Conrad Lashley, *Em busca da hospitalidade* (Barueri: Manole, 2004).

coletivo maximiza a experiência do cliente durante os dias em que se hospeda no hospital. Ou seja, a hospitalidade é uma atitude individual, potencializada quando realizada em grupo, por intermédio de inter-relações que garantam o perfeito atendimento do cliente. Apesar da necessária divisão de tarefas, todos são responsáveis pela conquista de clientes e pela geração de negócios; logo, todos devem ser provedores de hospitalidade.

Outro aspecto importante é o termo "hospitabilidade", mencionado por Telfer.[2] O termo inexiste no dicionário da língua portuguesa, mas há uma diferença entre os termos ingleses *hospitality* e *hospitability*, ou seja, a capacidade para exercer a hospitalidade. Com esse entendimento fica mais evidente a importância das características pessoais dos colaboradores que terão contato com o cliente em suas diversas experiências durante a hospedagem.

Ao observar os esforços de diversos hospitais para a implantação de hotelaria hospitalar, constatou-se que, em muitos casos, a organização das áreas de apoio gerava quase uma obrigação competitiva de organização em outras áreas, pois o contraste acabava por pressionar os que resistiam às melhorias.

Apesar de todas as dificuldades, são ótimos os resultados coletados nas empresas que já implantaram a hotelaria, representados e medidos normalmente pela maior satisfação e fidelização do cliente e pelos indicadores operacionais.

A área de enfermagem é estratégica na implantação do conceito. Quando envolvida de forma adequada, torna-se grande colaboradora, ajudando a melhorar processos, otimizando o gerenciamento de leitos, controlando o enxoval no estoque de roupas e encantando os clientes nas mais diversas solicitações.

Quanto mais próxima do cliente, mais capacitada para a hospitalidade deve ser a equipe. Durante o período de pesquisa, criou-se o organograma a seguir (figura 1), demonstrando a proximidade da equipe assistencial e a intensidade no contato com o cliente.

No capítulo anterior, ao abordar a cultura organizacional vimos a questão dos valores da organização. Mas, quando nos referimos às pessoas que nela

---

[2] *Ibidem.*

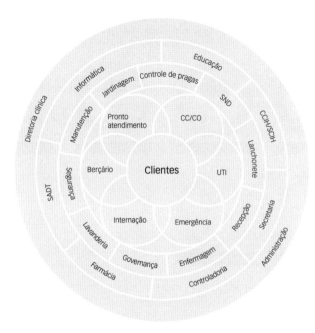

Figura 1: Organograma de intensidade no contato com o cliente.

trabalham, é importante pesquisar a questão do clima organizacional. "Quando abordamos clima organizacional, estamos focando diretamente as sensações e os sentimentos internos que aumentam ou diminuem o grau de satisfação dos profissionais dentro da organização."[3]

Devemos nos lembrar, também, que em um hospital de grande porte são muitos os colaboradores que têm contato direto com o cliente e muitos deles, principalmente nas áreas que compõem a hotelaria, nem têm vínculo empregatício com o hospital, por serem terceirizados ou cooperados.

Por esse motivo, o modelo de gestão deverá contemplar a avaliação do clima organizacional e de fornecedores e prestadores de serviços, cuja fiscalização também deve ser considerada como extremamente necessária. Muitos

---

[3] Fabrizio Rosso, *Gestão ou indigestão de pessoas: manual de sobrevivência para RH na área de saúde* (São Paulo: Loyola, 2004), p. 79.

Para os serviços de apoio e logística, observa-se o crescimento continuado para a terceirização. Esse fator se dá principalmente visando reduzir custos com esses serviços e para que a instituição possa se dedicar à sua atividade principal, o que é tendência no mercado.

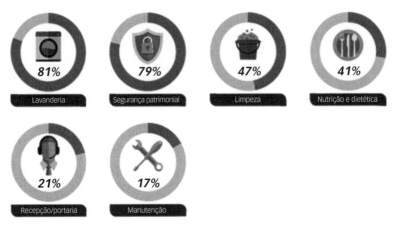

Figura 2: Composição dos serviços terceirizados em hospitais privados brasileiros.
Fonte: adaptado de Associação Nacional de Hospitais Privados, em *Observatório*, 8, 2016.

hospitais tomam todo o cuidado na contratação de seus funcionários, sendo meticulosos nos programas de integração, treinamento e capacitação, e simplesmente não acompanham os prestadores de serviços que vão interagir com o cliente, sejam eles médicos, equipes terceirizadas ou mesmo cooperados.

Muitos autores discutem, também, a influência das características de personalidade de um indivíduo na realização de determinada tarefa ou atividade de trabalho. Naturalmente, existem pessoas com mais aptidão do que outras para lidar com "gente". Ao selecionar candidatos para compor uma equipe em que essa característica seja relevante, é importante contratar pessoas com facilidade de relacionamento, para que haja maior chance de sucesso na interação com a própria equipe e com o cliente.

Há um comportamento-padrão que se manifesta sempre que não estamos conscientes de nós mesmos e que adotamos para falar com o mundo e nos mostrarmos a ele.

Algumas pessoas entendem que a personalidade não é uma escolha e que o tipo-padrão nasce com o indivíduo. De qualquer forma, precisamos conhecer ferramentas que nos indiquem a personalidade das pessoas, para adaptar as pessoas às suas melhores aptidões. Quando todos que trabalham com esta pessoa conhecerem seus tipos e os dos outros ficará mais fácil e mais alegre trabalhar em grupo. E compreender-se-á facilmente porque alguns agem de uma maneira padronizada no estado inconsciente.[4]

Os médicos

No atendimento médico, clínico ou cirúrgico, verifica-se grande extensão e intensidade no contato com o paciente. A maioria dos profissionais não é contratada em regime CLT. São prestadores de serviços de diversos hospitais. Mas fazê-los compreender a importância da hospitalidade comercial como um negócio do hospital e a hospitalidade enquanto atitude que gera humanização, e que se apropria da dádiva, é ainda um grande desafio para os responsáveis pelos hospitais. Uma simples demonstração de hospitalidade por parte da equipe médica seria colocar o paciente em igualdade de condições. Não falar em "hospitalês", idioma repleto de jargões médicos, que dão propriedade e legitimidade aos doutores e medo e insegurança aos pacientes, poderia ser um bom começo.

Na medicina ortodoxa, o jargão tem atuado de diversas formas. Pode ser uma estratégia de vendas para impressionar; pode servir para insuflar autoridade e causar admiração; ou pode atuar como cortina de fumaça, especialmente quando envolve elocuções com fórmulas fixas que não significam aquilo que é ouvido.[5]

Treinar médicos quanto a atendimento ao cliente é uma missão difícil, pois grande parte não se sente à vontade para se submeter às regras administrativas

---

[4] Christian Paterhan, *Eneagrama: um caminho para o seu sucesso individual e profissional* (São Paulo: Madras, 2003), pp. 20-21.

[5] Peter Burke & Roy Porter, *Línguas e jargões* (São Paulo: Unesp, 1997), p. 62.

e muitos se sentem tolhidos de sua conduta clínica, diante de qualquer controle externo.

A linguagem que o médico usa deve ajudar o paciente e o familiar a compreenderem a doença e não causar pânico ou incertezas.

A doença põe a linguagem, inevitavelmente, sob tensão. Temos uma dor: buscamos em vão pela palavra certa que comunique a natureza e a intensidade do que estamos sentindo e que esclareça exatamente em que ponto sob nossa pele ela está localizada. Isso é algo difícil, porque nossa linguagem de dor não é nem objetiva nem bem-diferenciada.[6]

Ao mesmo tempo, a vulgarização dos termos médicos pode causar a perda do significado preciso. Ou seja, para que a hospitalidade ocorra na relação médico-paciente, deverá existir um esforço por parte dos médicos para usarem linguagem mais popular no contato com os clientes, diferente da que usam para se expressar entre colegas. Hoje, conforme já explorado em capítulos anteriores, o cliente acaba se sentindo mais cliente do plano de saúde do que do hospital ou do próprio médico. Isso também distancia a relação entre as duas partes.

O médico pré-moderno, para progredir, dependia muito de sua capacidade de agradar aos pacientes particulares. Ele tinha, necessariamente, de falar a língua deles, até mesmo de se submeter a ela. Caso contrário, a freguesia mudava-se.[7]

Nos consultórios médicos vale a mesma lógica. O acolhimento recebido pela secretária ou pelo ambiente da sala de espera é entendido pelo cliente como atributo de qualidade do profissional médico. O entretenimento existente durante a sua espera, como a qualidade da imagem do televisor e das revistas, e até mesmo a higiene do banheiro, são aspectos levados em conta pelo cliente durante sua experiência com a área de saúde. Coelho descreve diversos aspectos do atendimento médico de um cliente:

---

[6] Peter Burke & Roy Porter, *Linguagem, indivíduo e sociedade* (São Paulo: Unesp, 1993), p. 365.

[7] *Ibid.*, p. 368.

Os consultórios são todos muito parecidos. Salas de espera com uma ou mais recepcionistas robotizadas. Parecem treinadas a solicitar-lhe um documento de identificação, a carteirinha do convênio médico, alguns dados pessoais para registro na anamnese, oferecendo-lhe um breve sorriso amarelo após a assinatura da guia de consulta. Nas mesas repousam revistas velhas. As paredes são geralmente vazias e a decoração, nula.

Mas o pior se encontra na sala privada dos médicos. Eles ficam postados atrás de suas mesas, sentados em cadeiras deslizantes e com espaldar alto, similares às utilizadas por presidentes e diretores de empresas. Para o paciente, uma cadeira pequena, com encosto baixo, desprovida de braços ou rodízios. Estabelece-se ali um grau de separação. O tampo da mesa promove a separação física e a diferença de altura proporcionada pelos assentos coloca os olhos fora de alinhamento, haja vista que o paciente precisa erguer seu olhar para encontrar o de seu interlocutor.

É inadmissível que médicos façam pacientes aguardar nas insípidas salas de espera descritas acima porque atrasam no atendimento por agendarem consultas a cada vinte minutos, criando um cronograma impossível de ser cumprido. Também já é hora de emitirem receituários capazes de serem lidos por pessoas apenas alfabetizadas, sem formação acadêmica em aramaico ou conhecimento de hieróglifos.[8]

Conforme exposto no primeiro capítulo, esse comportamento-padrão dos médicos tem seus motivos. Há uma reação e uma acomodação natural, pois, nos últimos tempos, os médicos perderam muito de sua credibilidade perante a comunidade em geral, e perderam também sua remuneração e *status* nas decisões sobre o futuro dos clientes. O poder mudou de mãos e a própria falta de unidade de pensamento e atitude entre os médicos possibilitou a atual conjuntura. É evidente que os médicos não querem deixar de atender bem propositalmente. Mas, em muitos casos, reagem por não saber como lutar sozinhos contra o sistema. Foi, sem dúvida, o somatório de situações e de contingências

---

[8]   Tom Coelho, *Síndrome de Deus*, disponível em http://www.abqv.org.br, acesso em 12-5-2006.

que fez a situação chegar a esse ponto. Os médicos acabam sendo, também, vítimas de um sistema que não conseguem liderar. Como Roy Porter coloca, são parte de uma engrenagem e repetem atitudes nas quais muitas vezes não têm opção de interferir.[9]

Ao migrarem dos hospitais para os consultórios reproduzem o ambiente inóspito em que foram preparados. A herança maldita os impede de construir espaços mais harmoniosos e agradáveis.[10]

Precisam obedecer às regras administrativas de diversos hospitais, que tentam obter sua lealdade mediante "paparicos", muitas vezes inúteis, disponíveis no conforto médico, local em que passam parte do tempo quando estão no hospital, ou com programas pouco relevantes para seus interesses.

Muitos médicos sobrevivem com uma maratona de plantões e com um consultório com volume significativo de clientes, que justifique o custo de manutenção. Esse volume de clientes, necessário para atingir melhor resultado financeiro, faz com que muitas vezes atendam de forma rápida e desprovida do cuidado necessário. Caso contrário, não conseguem pagar a secretária, o aluguel do espaço e os materiais para manter o consultório. Muitos planos de saúde remuneram o médico, com um valor medíocre, após 30 dias do atendimento. Glosam seus pagamentos por questionarem a necessidade da realização de exames e colocam o profissional em situação extremamente delicada perante o cliente.

Quando avaliamos a hospitalidade desse profissional no atendimento do cliente é importante lembrar que ele não tem lealdade e motivação por uma ou outra marca, pois trabalha em diversas instituições. Muitas vezes, junta-se ao cliente nas críticas a uma má prestação de serviços, em vez de tentar solucionar o problema. Ou seja, os médicos não se sentem como parte do processo e seguramente são os profissionais com maior intensidade de relacionamento com o cliente. O atual modelo de gestão não consegue fidelizá-los e comprometê-los.

---

[9] Roy Porter, *Das tripas coração* (Rio de Janeiro: Record, 2004).

[10] Tom Coelho, *Síndrome de Deus*, cit., p. 1.

Essas constatações explicam muito da imagem de arrogância e ceticismo que muitos desses profissionais acabam demonstrando.

HOTELARIA DEVE CONTEMPLAR TAMBÉM O CORPO CLÍNICO

Em 1974, Herbert Freudenberger deu o nome de *burnout* para a síndrome que afetava profissionais de forma física e emocional no ambiente de trabalho. Em sua pesquisa, percebeu que acometia principalmente os profissionais que exerciam funções em que o contato com outras pessoas era intenso com um nível de entrega muito grande.

De lá para cá, muito se estudou sobre esse tema em diversas perspectivas. Sabe-se que algumas profissões podem ser mais vulneráveis a esse fenômeno. Por exemplo, professores, agentes penitenciários, policiais, enfermeiros e médicos podem ser duramente acometidos pelo estresse profissional e pelo *burnout*. São profissões normalmente caracterizadas por uma maior dedicação emocional e abnegação, atuando no limite de seu conforto físico e emocional.

No caso dos médicos, muitos hospitais vêm atuando no sentido de prover maior conforto e hospitalidade a esses profissionais que passam horas dentro de prontos-socorros, centros cirúrgicos ou em atendimento.

Como podemos oferecer conforto ao profissional que tanto se dedica ao paciente e tanto afeta a marca e o *branding* do hospital em que atua?

No mundo corporativo já é comum encontrarmos empresas que oferecem a seus profissionais espaços agradáveis, com uma decoração diferenciada, onde as pessoas podem fazer uma pausa e retomar o fôlego. Com isso, objetiva-se gerar aumento de produtividade e até reduzir conflitos entre profissionais. Hoje já não é incomum encontrar até em escritórios as famosas salas de descompressão, que são locais onde os profissionais podem passar um tempo e relaxar para retornar ao trabalho revigorados. Frutas, jogos e internet fazem parte do menu dessas salas.

Nos grandes hospitais podemos encontrar, dentro do conforto médico, es-paços semelhantes visando ajudar a equipe médica a encontrar não somente um espaço para relaxar, como também serviços de alimentação, massagem, descanso, entre outros.

Em uma pesquisa sobre o conforto para médicos atuantes em centros cirúrgicos,[11] realizada em hospitais privados brasileiros, revelou-se que, em média, 29% dos cirurgiões ficam até uma hora no hospital, 49% até três horas, 10% entre três e oito horas e 12% por mais de 8 horas por dia.

A pesquisa demonstrou que eles dividem seu tempo diário entre atendimento em consultórios (muitas vezes dentro ou contíguo ao prédio hospitalar), cirurgias e consultas pré-anestésicas (no caso de anestesiologistas) e até no próprio pronto-socorro.

Quando o conforto médico surgiu em hospitais, o local resumia-se a uma sala com um sofá, uma televisão, um micro-ondas e um frigobar com sanduíches. Ainda hoje temos hospitais em que quase nada foi feito nesse sentido. Nesses hospitais, as reclamações dos médicos são sempre em relação ao tamanho do espaço físico do conforto médico, entendendo que a área destinada é insuficiente para o número de frequentadores. Outra reclamação recorrente é sobre a qualidade da comida, que muitas vezes vem amassada, morna ou quase fria. Em muitos hospitais que não se apropriaram de modelos mais arrojados, não é raro encontrar médicos que são obrigados a colocar a bandeja no colo, sentados em um sofá, gerando um enorme desconforto para se alimentarem.

Já nos hospitais que repensaram esses serviços, podemos encontrar padrões de hotelaria específicos para esse espaço, com restaurantes com cardápios exclusivos, serviços de massagem rápida, áreas de descanso reservadas, lanchonetes e restaurantes – muitas vezes 24 horas por dia. Alguns hospitais possuem serviços com empresas parceiras que podem facilitar o dia a dia do corpo clínico, como lavanderias, serviços de motoboy e de facilidades como correios, xerox, floriculturas, farmácias, despachante e, em alguns, até academias e espaço de manicure e pedicure. Os serviços não devem ser apenas

---

[11] Daniela Moratti *et al.*, *Conforto para médicos atuantes em centro cirúrgico*, Trabalho de conclusão de curso de Especialização em Hotelaria Hospitalar (Instituto Israelita de Ensino e Pesquisa Albert Einstein, 2006).

oferecidos para os profissionais do centro cirúrgico e deve contemplar a equipe de atendimento clínico, que também passa por alto nível de pressão.

Muitos disponibilizam profissionais do departamento de hotelaria para apoiar e facilitar a visualização de informações para temas como agendamento cirúrgico, liberação de guias, apoio com informações para preenchimento de prontuários, etc.

Naturalmente, o bom ambiente e a existência desses serviços não são os únicos pontos para eliminar o estresse no trabalho, mas podem ajudar a reduzi-lo e fidelizar os profissionais naquela instituição pelo alto nível de serviços prestados.

Por tudo isso, devem obrigatoriamente estar no radar do gestor de hotelaria e *facilities* dos hospitais a importância de contemplar o conforto médico em suas ações, oferecendo serviços de qualidade, incluindo alimentação adequada, conforto da roupa privativa disponibilizada para uso em cirurgias e gestão das instalações em que os profissionais permanecem durante o tempo em que estão nos hospitais.

Empresas terceirizadas

Considerando que em hospitais de grande porte muitos dos serviços de apoio são realizados por empresas terceirizadas, conforme demonstra a figura 2, na p. 132, é importante que se dê a devida importância ao treinamento e engajamento desses terceiros, que também serão responsáveis por diversas experiências vividas pelo cliente durante a hospedagem.

Em hospitais privados, a qualificação da empresa terceirizada a ser contratada depende de mera liberalidade do administrador. Nem sempre o critério de avaliação de fornecedores de serviços está alinhado com a estratégia da organização. Empresas terceirizadas que não compreendem a hospitalidade não capacitam seus colaboradores nesse sentido e estes nem sempre poderão proporcionar o mesmo nível de hospitalidade que o hospital exige de seus prestadores de serviços.

No que se refere aos aspectos tangíveis e intangíveis, o hospital deve estabelecer padrões mínimos para os sistemas organizacionais dos fornecedores de serviços. O primeiro padrão refere-se ao sistema de Recursos Humanos, que deve ser consistente, proporcionando gestão adequada de pessoas, que garanta o nível de performance desejado para as atividades contratadas. Esse sistema de gestão de RH deve contemplar pelo menos os seguintes aspectos: Visão, Missão e Valores; Quadro de pessoal; Recrutamento e Seleção; Capacitação; Remuneração e Benefícios; Gestão do Desempenho; Planejamento de Carreira e Retenção; Clima Organizacional; Relações Trabalhistas; Programas de Promoção e Prevenção de Saúde.

Os fatores intangíveis da avaliação referem-se às atitudes internas e externas, características gerais da empresa que refletem sua cultura, valores, modelo de gestão e organização. Para a contratante, deve ser importante que os candidatos a prestadores de serviços demonstrem as seguintes características: honestidade e hospitalidade; desenvolvimento sustentável e bom uso dos recursos (cuidado com o patrimônio próprio e do cliente). Deverão ser pré-requisitos obrigatórios para a contratação que o terceiro utilize funcionários próprios, devidamente capacitados e treinados; que execute os serviços de acordo com os padrões profissionais normatizados; que emita as faturas e/ou documentos de cobrança em conformidade com as instruções acordadas; que esteja registrado na entidade de classe correspondente aos serviços prestados, de acordo com a legislação em vigor (por exemplo, Conselho Regional de Nutrição – CRN ou Conselho Regional de Enfermagem – Coren); que os funcionários estejam devidamente uniformizados e portem crachá de identificação; que se disponham a corrigir, às suas expensas e sem ônus para o hospital, todo e qualquer defeito, vício, imperfeição ou inexatidão apresentada por qualquer parte dos serviços; e que cumpra a legislação sobre segurança, higiene e medicina do trabalho e normas internas.

Serão atribuições do gestor de hotelaria hospitalar recrutar e selecionar empresas terceirizadas; acompanhar os contratos a serem assinados; negociar e gerenciar contratos e parcerias, bem como prorrogações, rescisões e termos aditivos; e monitorar a qualidade e os resultados.

Os resultados podem ser monitorados mediante *check-lists* e poderá haver uma planilha de punição quando as exigências previstas em contrato não forem atendidas (também poderão ser previstas multas contratuais).

O gestor deve manter uma agenda de reuniões com as empresas contratadas, para avaliação de indicadores, além das reuniões mensais de avaliação de serviços.

Para cada não conformidade deverá ser elaborado um plano de ação que contemple a descrição da não conformidade, o prazo para solução do problema e os responsáveis pela ação. Esse plano de ação poderá, também, especificar a periodicidade da auditoria desse ponto.

Com base na avaliação e pontuação recebidas, os fornecedores de serviço podem ser classificados conforme a tabela 1:

Tabela 1: Matriz de avaliação do fornecedor (SLA – Service Level Agreement)

Conceito	Definição	Pontuação
A	Apresentou padrão de excelência nos critérios avaliados	85-100
B	Manteve padrão de boa qualidade nos critérios avaliados	70-84
C	Manteve padrão aceitável nos critérios avaliados	55-69
D	Apresentou condições insuficientes. Exige modificações urgentes	40-54
E	Apresentou condições muito inferiores às exigidas pelo hospital	40

DESCRIÇÃO DE CARGO E COMPETÊNCIAS DESEJADAS DO GERENTE DE HOTELARIA HOSPITALAR

Funcionários próprios ou terceirizados, sempre teremos pessoas atendendo pessoas. Para que esse processo funcione, o gestor que lidera todas as equipes deve ser capacitado não só tecnicamente, mas competente em gestão de pessoas. Ou seja, o gestor deve ter as "competências" certas para administrar todos esses processos.

A competência é diretamente proporcional ao resultado obtido, mas é inversamente proporcional ao tempo consumido e ao volume de recursos ou de esforços empregados. Assim, para avaliar a competência, não basta considerar o resultado. É importante levar em consideração a relação custo-benefício.[12]

A descrição de cargo do gerente de hotelaria deve prever sua atuação em todos os serviços de apoio, bem como na estratégia da área em relação à missão do hospital. Por exemplo: ao gerente de hotelaria compete supervisionar o trabalho das equipes de recepção, governança, portaria, setor de nutrição e dietética e *concierges* (anfitriões); avaliar o desempenho das empresas terceirizadas (lavanderia, estacionamento, lanchonete, limpeza e portaria); elaborar as escalas de trabalho e gerenciar os processos de cada uma das áreas existentes. Deve, também, ocupar-se do atendimento ao cliente em situações especiais (clientes VIP, reclamações de um cliente internado sobre assuntos dessas áreas) e gerenciar o fornecimento de atendimento personalizado ao cliente, prestando informações sobre os serviços do hospital, conduzindo as equipes de anfitriões para o acolhimento do cliente na chegada ao hospital, internação e acomodação.

Além disso, são também suas atribuições funcionais o controle diário da relação de pacientes clínicos e cirúrgicos do dia seguinte, informando a equipe e orientando os anfitriões; o gerenciamento de serviços externos e solicitações extras, como cabeleireiros, manicure, pedicure, locação de equipamentos (*laptops*, *videogames*, etc.); a realização de inventários de enxoval e equipamentos, responsabilizando-se quanto à sua salvaguarda; a gestão dos indicadores de cada setor sob sua responsabilidade; a avaliação de desempenho de todos os funcionários de seu departamento, com o estabelecimento de novas rotinas e processos e a substituição de pessoas.

Como competências técnicas, o gerente de hotelaria hospitalar deve ter conhecimento técnico das burocracias de internação, dos produtos químicos de lavanderia e higiene e dos processos de lavagem de enxoval e pisos, bem como dos métodos de cocção e normas de etiqueta pessoal e social.

Quanto às competências comportamentais, o profissional que atue nessa posição deve ter boa apresentação pessoal, liderança e capacidade de tomada de decisões, bom relacionamento interpessoal, boa comunicação e iniciativa

---

[12] Eugenio Mussak, *Metacompetência* (São Paulo: Gente, 2003), p. 118.

(proatividade). São habilidades necessárias para esse cargo comunicação oral clara, articulada e expressiva, até mesmo ao telefone; capacidade de firmar "alianças de cooperação" entre colegas de trabalho e outros departamentos; compreensão e interpretação de linguagem corporal; conhecimento de outro idioma (preferencialmente inglês e/ou espanhol); e trânsito adequado em todos os setores e áreas da empresa. Especificamente no que diz respeito à hospitalidade, o gerente deve ter atitudes sociáveis, amigáveis, empáticas e atenciosas, e ser assertivo e preciso nas informações prestadas.

Experiência do cliente de saúde

A construção da marca e o "peso" de sua imagem são estabelecidos por intermédio dos diversos contatos dos clientes com a organização e da organização com as suas "pessoas". O *marketing* de experiência e de relacionamento é construído em todos os momentos vividos pelo cliente dentro da organização e certamente terá seu impacto sobre a imagem institucional.

Nem sempre todos os serviços ofertados têm seu valor percebido pelo cliente, o que é um problema para a qualidade dos serviços prestados e para a imagem da instituição. Como já dissemos anteriormente, num hospital, os serviços são consumidos ao mesmo tempo em que são fornecidos. A intensidade e a extensão dos contatos dos funcionários com o cliente são fatores relevantes para a percepção desses serviços. Ou seja, a presença do cliente é necessária para que os serviços sejam produzidos. A imagem da instituição poderá ser melhorada na percepção do consumidor se nos lembrarmos de nosso papel mercadológico durante o relacionamento com ele. Muitas vezes, os clientes estão mais suscetíveis à humanização da equipe de atendimento do que a uma hospitalidade politicamente correta. Em 2000, foi criado o Programa Nacional de Humanização da Assistência Hospitalar (PNHAH), que descreve dez "direitos" do paciente:

1. O paciente tem direito a atendimento humano, atencioso e respeitoso, por parte de todos os profissionais de saúde. Tem direito a um local digno e adequado para seu atendimento.

2. O paciente tem direito de ser identificado pelo nome e sobrenome. Não deve ser chamado pelo nome da doença ou do agravo à saúde, ou ainda de forma genérica ou quaisquer outras formas impróprias, desrespeitosas ou preconceituosas.

3. O paciente tem direito de receber do funcionário adequado, presente no local, auxílio imediato e oportuno para a melhoria de seu conforto e bem-estar.

4. O paciente tem direito de identificar o profissional por crachá preenchido com o nome completo, função e cargo.

5. O paciente tem direito a consultas marcadas antecipadamente, de forma que o tempo de espera não ultrapasse 30 minutos.

6. O paciente tem direito de receber explicações claras sobre o exame a que vai ser submetido e para qual finalidade irá ser coletado o material para exame de laboratório.

7. O paciente tem direito a informações claras, simples e compreensíveis, adaptadas à sua condição cultural, sobre as ações diagnósticas e terapêuticas, o que pode decorrer delas, a duração do tratamento, a localização de sua patologia, se existe necessidade de anestesia, qual o instrumental a ser utilizado e quais regiões do corpo serão afetadas pelos procedimentos.

8. O paciente tem o direito de ter o seu prontuário médico elaborado de forma legível e de consultá-lo a qualquer momento.

9. O paciente tem direito de não sofrer discriminação nos serviços de saúde por ser portador de qualquer tipo de patologia, principalmente no caso de ser portador de HIV/Aids ou doenças infectocontagiosas.

10. O paciente tem direito a uma morte digna e serena, podendo optar ele próprio (desde que lúcido), a família ou responsável, por local ou acompanhamento e ainda se quer ou não o uso de tratamentos dolorosos e extraordinários para prolongar a vida.[13]

---

[13] Disponível em http://www.campinas.sp.gov.br/saude/seus_direitos/direitos_paciente.htm, acesso em 15-5-2008.

Podemos perceber que todos os aspectos abordados estão intimamente ligados ao conceito de humanização, em que a hospitalidade é bem-vinda e está pulverizada nas diversas ações de humanização. Comercialmente, a hospitalidade direciona as atividades e estabelece o nível e o portfólio de serviços que devem ser ofertados.

Já a humanização, conforme Souza, é:

> o processo que confirma no homem aqueles traços que reputamos essenciais, como o exercício da reflexão, a aquisição do saber, a boa disposição para com o próximo, o afinamento das emoções, a capacidade de penetrar nos problemas da vida, o senso da beleza, a percepção da complexidade do mundo e dos seres, o cultivo do humor. A literatura desenvolve em nós a quota de humanidade na medida em que nos torna mais compreensivos e abertos para a natureza, a sociedade, o semelhante.[14]

Autores como Hamel e Prahalad comentam sobre a predisposição do cliente em adquirir um produto. O ponto discutido pelos autores, e apropriado para o serviço de saúde, é a questão de como a imagem da organização é processada na mente do consumidor. Cria-se uma predisposição no cliente para procurar determinado hospital quando necessitar de serviços que o mesmo oferece. "A familiaridade com uma *banner brand* de alta qualidade cria uma forte predisposição por parte do cliente de pelo menos considerar a compra de um novo produto que leve a mesma marca."[15]

Qual a relação entre a imagem institucional de determinado hospital e a expectativa que iremos criar na mente do cliente em relação a essa marca?

A marca corporativa da instituição deve ser tão forte e preciosa que ajude o cliente a associar características como, por exemplo, qualidade, segurança ou conforto a qualquer novo produto existente na organização. Ou seja, deverá

---

[14] Cf. Antonio Candido de Mello e Souza, *apud* Antonio Carlos Ribeiro Fester, *Antonio Candido, 80 anos de humanização*. Disponível em http://www.dhnet.org.br/direitos/militantes/fester/candid80.htm, acesso em 9-1-2007.

[15] Gary Hamel & C. K. Prahalad, *Competindo pelo futuro* (Rio de Janeiro: Elsevier, 2005), p. 194.

ajudar o cliente a transferir a qualquer outro produto da empresa a confiança que foi construída por intermédio de experiências positivas. Por exemplo, se utilizei os serviços de maternidade e tive ótima experiência, estou propenso a utilizar os serviços de pediatria, imaginando que irei receber o mesmo nível de serviços prestados pela primeira especialidade. Cada novo produto que o hospital ofereça irá reforçar ou destruir a integridade da marca. Quando se cria um novo ambulatório ou laboratório externo às instalações do hospital, se for utilizada a mesma logomarca do hospital, será gerada a expectativa de serviços similares aos prestados no hospital. Ou seja, pressupõe-se que aspectos como qualidade, intensidade nos serviços e preço serão os mesmos aplicados pelo hospital. Qualquer diferença no serviço prestado irá gerar uma frustração, pois as expectativas dos clientes não são tão mensuráveis quanto suas necessidades.

Padronizar os serviços pode se tornar perigoso, já que pacientes têm expectativas diferentes sobre o mesmo produto. Afinal, existem, na hospitalidade comercial, serviços absolutos e serviços relativos. Em alguns casos, canais de TV a cabo são um diferencial no serviço de hospedagem; já em outros o mesmo serviço é obrigatório, não sendo reconhecido como diferencial. Para outros, no entanto, pode ser considerado um luxo. Portanto, esse serviço deve ser considerado relativo. Sensações dos clientes, como atenção, dor, fome, são consideradas absolutas.

Secador de cabelo, serviço de mensageiro, televisor com programação digital, cama elétrica, locação de *laptop* e *cyber café* podem ser considerados relativos, ou um luxo/diferencial para muitos.

Ou seja, o contato com o cliente deve contemplar um escopo que não apenas atenda às suas expectativas prévias mas também as exceda, chegando a antever necessidades futuras e transformando-as em presentes.

Ao analisarmos os serviços da área de hotelaria dos hospitais, notamos que são interdependentes e interagentes e, portanto, se subordinados à mesma gerência, poderá haver otimização de custos e maior rapidez na tomada de decisões, reduzindo o tempo gasto no atendimento ao cliente.

Compreender os setores como unidades de negócios já permite uma administração voltada para redução de gastos e eventual aumento de receita, ainda que seja indiretamente, com o aumento no volume de clientes e/ou com sua fidelização.

Uma ação que produza mudança em uma das unidades de negócios acarretará modificações em outras unidades. Problemas causados na área de higiene poderão criar morosidade na higienização dos leitos, levando a consequências na liberação de leitos para a equipe de recepção. Um problema com o enxoval na lavanderia trará consequências diretas para a liberação dos leitos, pois o apartamento só estará liberado quando o leito estiver forrado com o lençol, aquilo que se chama tecnicamente "envelopado" de forma adequada. Sendo assim, podemos cruzar as interfaces dos serviços e potencializar seus problemas quando as decisões são tomadas por três gerências distintas.

A visão sistêmica levará o gestor a criar soluções antes impossíveis, como maximizar o uso da polivalência de recepcionistas (por exemplo, as recepções do SADT, do pronto-socorro e da recepção central estão, em muitas empresas, subordinadas a departamentos distintos), e treinar toda equipe com o mesmo estímulo, seja qual for sua função. Essa visão permitirá uma administração inter, trans e multidisciplinar.

Além disso, uma unidade de negócio isolada não consegue sustentar o investimento, nem a perseverança necessária para desenvolver uma nova competência essencial. Muitas ações, quando conjugadas, podem proporcionar o rateio de gastos fixos entre mais de um setor.

Considerar aspectos ligados a pessoas, evidências físicas e processos também poderá ajudar a entender onde está o maior gasto e qual é o maior benefício em cada etapa da implantação. O objetivo do bom atendimento ao cliente deve estar em sintonia com as metas de redução de gastos e ser contemplado em seus diversos indicadores, tais como redução do tempo de permanência no hospital do paciente e aumento do índice de renovação, com o menor intervalo de substituição possível. Ao mesmo tempo, ter a menor relação possível de funcionários por leito, com serviço de alta qualidade e uma pequena taxa de ocupação no ponto de equilíbrio.

Perfil do consumidor

O modelo de gestão a ser adotado deve levar em conta os hábitos e a cultura dos brasileiros.

Segundo Jagdish Sheth e Rajendra Sisodia, as características do ambiente socioeconômico e cultural em que as pessoas nascem e vivem influenciam grandemente seus recursos, gostos e preferências.[16] E a cultura, que Bernardes define como "tudo o que a pessoa aprende e partilha com membros de uma sociedade, incluindo ideias, normas, moral, valores, conhecimento, habilidades, tecnologia, ferramentas, objetos materiais e comportamentos", é um dos principais determinantes do comportamento e dos desejos dos clientes.[17]

Nesse contexto, o modelo de gestão da hotelaria do hospital deve contemplar quem são esses clientes a fim de se antecipar às suas necessidades e expectativas. Sua classe social, associada a sua patologia, pode ser uma excelente ferramenta para prever comportamentos.

Clientes oncológicos comportam-se de forma análoga, dado que têm um longo tempo de internação, com necessidades muito similares entre si. O mesmo vale para clientes da maternidade, hemodiálise, pediatria, entre tantas outras especialidades.

Sheth e Sisodia observaram que "muitos sociólogos, economistas do consumidor e pesquisadores do consumidor consideram que a classe social é a característica mais significativa para entender e prever o comportamento do cliente".[18] Porém, em um ambiente hospitalar, devemos também levar em conta a classificação conforme a gradação de complexidade assistencial, pois seguramente o uso dos serviços será maior em sua extensão e intensidade conforme a dependência do paciente. Em pacientes dependentes, por exemplo, percebe--se uma necessidade maior de seus acompanhantes na solicitação dos serviços

---

[16] Jagdish N. Sheth & Rajendra S. Sisodia, "High Performance Marketing", em *Marketing Management*, 10 (3), Chicago, 2001, pp. 18-23.

[17] Cyro Bernardes, *Teoria geral das organizações* (São Paulo: Atlas, 1991), p. 67.

[18] Jagdish N. Sheth & Rajendra S. Sisodia, "High Performance Marketing", cit., p. 33.

de hotelaria. Assim, do ponto de vista do cuidado, podemos classificar os pacientes em:

- Requerem cuidados intensivos: pacientes graves e recuperáveis, com risco iminente de morte, sujeitos à instabilidade de funções vitais, que requeiram assistência médica e de enfermagem permanentes e especializadas. A percepção para a hotelaria e a humanização está muito voltada à forma com que os familiares podem ter acesso ao paciente, notícias de seu boletim médico, informações sobre sua evolução clínica. Grande parte da avaliação dos clientes é realizada direcionada aos profissionais de enfermagem em relação ao comportamental.

- Requerem cuidos semi-intensivos: pacientes recuperáveis, sem risco iminente de morte, sujeitos à instabilidade de funções vitais, que requeiram assistência médica e de enfermagem permanentes e especializadas. A percepção de atendimento do paciente está totalmente voltada à área assistencial. O cuidado corporal e a alimentação são basicamente realizados de forma técnica (banho de leito e alimentação enteral).

- Requerem cuidados de alta dependência: pacientes crônicos que requeiram avaliações médicas e de enfermagem, estáveis sob o ponto de vista clínico, porém com total dependência das ações de enfermagem para o atendimento das necessidades básicas. O acompanhante se torna mais exigente e menos tolerante a esperas e falhas. O paciente praticamente não consegue formar opinião sobre os serviços hoteleiros da instituição. Sua avaliação normalmente é formada pela opinião do acompanhante.

- Requerem cuidados intermediários: pacientes estáveis do ponto de vista clínico e de enfermagem que requeiram avaliações médicas e de enfermagem, com parcial dependência de enfermagem para o atendimento das necessidades básicas. A utilização da hotelaria do hospital é compartilhada com o acompanhante. Possuem maior percepção das atitudes de humanização, principalmente da equipe assistencial.

- Requerem cuidados mínimos: pacientes estáveis sob o ponto de vista clínico e de enfermagem que requeiram avaliações médicas e de enfermagem, mas fisicamente autossuficientes quanto ao atendimento de suas necessidades básicas. Esse cliente avalia os serviços dos hospitais, os solicita e os julga em eficiência e resolutividade. Possui grande percepção dos serviços em relação a sua hospitalidade e opções de consumo.[19]

Zeithaml e Bitner demonstram na figura 3 como o cliente pode observar a organização e as diferenças entre os serviços esperados e recebidos, nos ambientes internos e externos da empresa.[20]

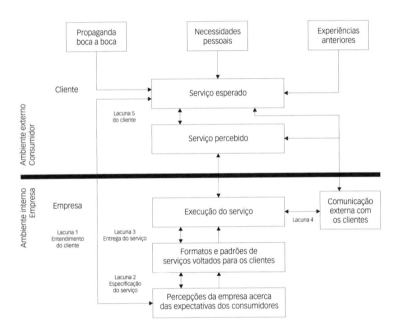

Figura 3: Modelo de lacunas.

---

[19] F. M. Fugulin, *Dimensionamento de pessoal de enfermagem: avaliação do quadro de pessoal das unidades de internação de um hospital de ensino*, dissertação de doutorado (São Paulo: Escola de Enfermagem da USP, 2002).

[20] A. Valarie A. Zeithaml & Jo Mary Bitner, *Marketing de serviços: a empresa com foco no cliente* (2ª ed. Porto Alegre: Bookman, 2003), p. 48.

Assim, podemos imaginar de que forma o cliente compara o custo-benefício de cada situação de serviço que encontra no ciclo a que é submetido durante a internação. Para cada lacuna (*gap*) podemos extrair um ensinamento sobre como maximizar os serviços:

- Lacuna 1: saiba o que os clientes esperam;
- Lacuna 2: estabeleça os padrões corretos para a qualidade do serviço;
- Lacuna 3: garanta que o serviço atenda aos padrões de desempenho;
- Lacuna 4: faça promessas de comunicação realistas.

Para estimar o valor percebido pelo cliente pode-se utilizar a fórmula a seguir, para a qual consideramos como percepção de benefícios recomendações, soluções, atendimento, aparência e promessas. Para custos, a percepção de atrasos no atendimento, esperas desnecessárias, riscos a serem corridos, dificuldades na localização de alguns dos serviços existentes ou mesmo o dinheiro gasto para obtenção dos benefícios:

$$Valor = \frac{Percepção\ de\ benefícios}{Percepção\ dos\ custos}$$

Para melhor atendimento do cliente é importante saber onde se localizam as principais vulnerabilidades no serviço e criar planos de ação para corrigi-las. Em hotelaria, é muito comum o gestor pensar que o mau serviço está somente na lacuna 3 do diagrama proposto por Zeithaml e Bitner. Na realidade, no desenvolvimento da pesquisa percebeu-se que o maior problema não está na execução, mas naquilo que os clientes esperam e que a empresa não consegue atender. Ao ouvir as reclamações dos clientes, também devemos criar um novo modelo de relacionamento. Um modelo que seja mais próximo e no qual eles se sintam à vontade para reclamar. Muitos clientes de hospitais têm receio de reclamar por medo de retaliações dos prestadores de serviço durante a internação. Normalmente, os gestores apenas fazem pesquisas de satisfação dos clientes e, no melhor dos casos, as tabulam e devolvem para as áreas conhecerem seus problemas. Nem sempre tomam providências e quase nunca respondem aos clientes. O modelo proposto pretende estar mais próximo do cliente, conforme demonstra a figura 4.

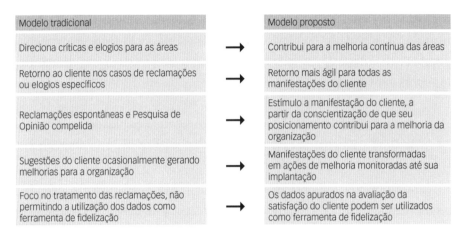

Figura 4: Modelo proposto no relacionamento com o cliente.

Ao se avaliar as pesquisas de satisfação de diversos hospitais é comum perceber que, mesmo em instituições que ainda não legitimam a hotelaria hospitalar como parte de seu modelo de gestão, os questionamentos existentes são sempre referentes aos serviços de apoio. Ou então, ao se questionar as áreas de enfermagem e clínica, os pontos levantados são o atendimento e o comportamento dos profissionais. Podemos encontrar essas questões em diversas pesquisas de satisfação de diferentes hospitais.

Ainda assim, vale ressaltar que grande parte dos clientes satisfeitos não elogia; da mesma forma, grande parte dos insatisfeitos não reclama. A maior parte dos atendimentos que geram "momentos comuns" (em que o cliente recebeu exatamente aquilo que esperava) é avaliada pelo cliente como dentro da normalidade, baseando-se em suas expectativas e experiências. "Eles têm em suas mentes uma imagem de como uma pessoa deveria ser tratada, e essa imagem se torna o padrão de referência para julgar suas experiências."[21] A insatisfação nasce nas coisas ruins. A fidelidade é gerada por coisas notáveis e inesperadas.

---

[21] Fred Lee, *Se Disney administrasse seu hospital: 9 ½ coisas que você mudaria* (Porto Alegre: Bookman, 2008), p. 22.

Devemos, no entanto, lembrar que a execução do serviço é realizada por profissionais que podem estar obedecendo inconscientemente à cultura organizacional. A cultura pode influenciar os funcionários em sua forma de agir, em sua hospitalidade, disponibilidade e solicitude.

Cada cultura é constituída por subculturas, que são grupos menores com características específicas que os diferenciam de uma cultura mais ampla. Essas subculturas se reproduzem, em escala menor, nos hospitais. Nestes, cada setor pode existir isoladamente, distinto dos outros setores, com metas muito específicas. Sendo assim, eles têm um nível tal de autonomia que dá ao cliente diversas percepções de atendimento, como se fossem vários hospitais, dependendo do horário, do setor ou plantão a que se submete. Muitas vezes esses setores (ou subculturas) competem entre si e não conseguem ter a visão sistêmica, mas apenas de seu processo. Por exemplo, a subcultura da UTI pode ser diferente da subcultura do centro cirúrgico.

Esse fato pode tornar possível a existência de clientes com diversas percepções sobre o mesmo hospital, variando sua opinião conforme o plantão, o horário, ou mesmo o profissional que o atendeu, afetando suas experiências vividas ao longo do ciclo de serviços. Isso fará com que o gestor tenha dificuldade em associar a qualidade dos serviços do hospital a uma marca ou a um nível de qualidade em serviços.

Criação de personas para maximizar a experiência do cliente

Persona é uma técnica para descrever um ou mais tipos de clientes que têm comportamentos similares e representam grande parte do volume de clientes de uma instituição. São personagens criados para representar os diferentes tipos de usuários dentro de um serviço que se comportam de um modo semelhante. O método é útil para a consideração de objetivos, desejos e limitações dos usuários e ajuda a guiar as decisões e as interações que acontecem naquele serviço. Consegue aproximar as expectativas das suas necessidades.

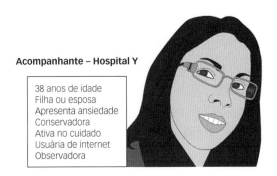

Figura 5: Exemplo de persona.

Dessa forma, por meio da perspectiva de um de seus principais grupos de clientes, é possível projetar serviços e aprimorar a qualidade no atendimento em todos seus pontos de contato.

Considerações finais

Foram diversas as considerações e reflexões após a realização da pesquisa que originou este livro. Os hospitais, em geral, atendem os clientes que os procuram com a intenção de "dar" o seu melhor, da prática médica à qualidade da infraestrutura e atendimento. Percebe-se que o modelo de gestão existente em hospitais não contempla, normalmente, a hotelaria hospitalar de forma sistêmica. A formatação dos serviços existentes na hotelaria ocorre, muitas vezes, pela própria exigência dos clientes, que solicitam serviços diferenciados. Ou são serviços ligados a *facilities* de sua infraestrutura na higiene predial, governança e manutenção, e necessitam de uma abordagem que os ligue e os conecte aos serviços de atendimento das necessidades de seus clientes. Os hospitais, assim como grande parte das empresas prestadoras de serviços, preocupam-se mais em destacar-se naquilo que melhor julgam fazer do que naquilo que é de maior importância para seu cliente. As ações da hospitalidade comercial existentes nos hospitais, que utilizam diversos elementos de hotelaria (serviços diferenciados, infraestrutura, uniformes hoteleiros, facilidades e gastronomia, entre outros), geram melhores resultados para os serviços praticados, mas devem ser focadas no padrão de serviços que seus gastos e suas receitas consigam sustentar. Percebeu-se que as variáveis do mercado de saúde afetam diretamente a decisão de investimentos sobre a hotelaria. Ou seja, as flutuações desse mercado atingem as decisões administrativas dos hospitais, sendo a área de hotelaria a mais prejudicada por redução de custos e orçamento, principalmente em mão de obra.

O volume da demanda, em face do número limitado de leitos, é uma vantagem competitiva nesse mercado que, como qualquer outro em que não haja o dinamismo da concorrência, acaba por negligenciar o consumidor.

Hospitais particulares concorrem atualmente por volume de clientes, colocando lado a lado públicos incompatíveis entre si.

O cliente de saúde, por ser leigo e incapaz de julgar os serviços médicos recebidos, avalia apenas os serviços de hotelaria e a infraestrutura. Nesse caso, hospitais mais preparados nos serviços de hotelaria acabam sendo considerados superiores pelos clientes, que avaliam os serviços médicos e assistenciais pela qualidade dos serviços de hotelaria, recebidos ou percebidos.

Com o NPS, consegue-se estabelecer uma meta, e cada área deve atuar para alcançá-la. Dessa forma, empoderamos o cliente, uma vez que sua opinião será ouvida e respeitada. Quando sua percepção estiver abaixo da expectativa, em qualquer ponto de contato do hospital que esteja sendo medido por essa metodologia, os resultados do NPS serão afetados.

Com o esclarecimento de qual é o ponto de insatisfação do cliente, ficam evidentes quais itens devem ser aprimorados. Explorar de forma mais qualitativa esse instrumento poderá trazer análises para melhor compreensão dos clientes e de suas expectativas.

Os hospitais que querem ter a hotelaria hospitalar em seu modelo de gestão não devem se fixar em elementos físicos da hotelaria convencional, mas criar novos e oferecer melhores serviços, investindo maior valor de capital em seu orçamento e colocando os gestores dessa área em patamares estratégicos de decisão, não em nível operacional.

A implantação do Modelo de Gestão em Hotelaria Hospitalar pode resultar em maior segurança operacional e gerar eficiência na gestão, tornando a busca pela excelência uma ação contínua na prestação de serviços médico-hospitalares.

Atitudes de hospitalidade, vindas de pessoas que atuem em hospitais cujo modelo de gestão não contemple a hotelaria, ainda são pontuais. O atendimento humanizado, como já demonstrado, na maioria das vezes depende da transgressão das normas administrativas existentes. A dádiva, que pode existir numa atitude entre colaborador e paciente, não é incentivada por seus gestores, nem faz parte da política de atendimento das empresas, embora ocorra diversas vezes, de forma pulverizada. Em muitos casos, não há uma orientação de Recursos Humanos nesse sentido. Embora os gestores criem programas para incentivar o bom atendimento, existe um entendimento equivocado entre o que a empresa deseja realizar e o que os colaboradores praticam.

Os benefícios na utilização de um modelo de gestão não são evidentes, porém, os investimentos na área ainda não são suficientes para garantir qualidade durante todo o ciclo de serviços. As falhas observadas estão diretamente ligadas à gestão do departamento e não à execução dos serviços propriamente ditos. O *turn-over* das áreas de hotelaria hospitalar ainda é muito alto, superando, em muito, os indicadores do departamento de enfermagem. O departamento de hotelaria pode ser considerado a área de mais baixos salários e maior rotatividade.

Hospitalidade hospitalar pode ser a terminologia mais apropriada para descrever a hospitalidade existente nos hospitais particulares em que, além da equivalência comercial existente, há inúmeros relacionamentos entre cliente e colaborador que ocorrem gratuitamente, e a reciprocidade é verificada no reconhecimento dos bons serviços prestados por alguns funcionários. Esse reconhecimento é tangibilizado por gratificações e presentes do cliente, pelas fotografias tiradas e até mesmo por sua volta, dias após a alta, para um agradecimento caloroso pelo carinho recebido durante a hospitalização.

Por mais que as instituições o desejem, ações de humanização só ocorrem se existirem pessoas interessadas em praticá-las, e qualquer programa oficial de melhoria de atendimento, em hospitais particulares, só irá intensificar os serviços da hospitalidade comercial. Para que as pessoas-chave tenham interesse nesse sentido, precisam ser sensibilizadas e treinadas no atendimento ao cliente.

Percebe-se uma preocupação muito maior dos gestores em atingir metas e resultados de eficiência operacional do que em criar maiores conexões entre as áreas administrativas e operacionais. Ou seja, a hotelaria hospitalar começa a ser considerada pelas instituições de saúde como um modelo de gestão, mas a legitimidade desse departamento ainda não é suficiente para determinar o atendimento dado ao cliente por áreas que não façam parte dos serviços de apoio, como áreas assistenciais ou outras, da competência essencial de um hospital. Para conquistar essa legitimidade perante os diretores dos hospitais, a área de hotelaria necessitará de unidade de conceitos entre as instituições, e de gestores que possam participar de reuniões de planejamento estratégico para discutir conceitos e padrões. Os serviços da hospitalidade comercial devem ser mensurados e orçados, mas a dádiva gerada no atendimento entre funcionários e clientes deve ser espontânea, valorizada e incentivada pelas instituições, e reconhecida como grande ativo.

Dessa forma, a evolução das práticas hoteleiras dentro dos hospitais poderá continuar a se desenvolver de forma sustentável e a criação de um ambiente que permita a existência de atitudes de hospitalidade será garantida por um modelo de gestão que leve em conta suas estruturas físicas, sua arquitetura, seus processos administrativos e suas pessoas.

Glossário

Acreditação – Processo pelo qual uma entidade certificadora de programas de qualidade avalia instituições de saúde para determinar se as mesmas atendem ao conjunto de requisitos definidos como necessários para melhorar a qualidade do cuidado com o paciente.

Ammenities – Produtos de toalete.

Balanced scorecard – Sistema estratégico de gestão, utilizado para medir, com base em dados estatísticos e indicadores, as atividades de uma instituição quanto a visão e estratégias. Fornece ao gestor detalhes do desempenho do negócio sob as perspectivas financeiras, do cliente, do processo, do negócio, da aprendizagem e do crescimento.

Banner brand – Marca genérica que abriga uma série de marcas específicas.

Cirurgia eletiva – Cirurgia com hora marcada previamente entre o médico, o hospital e o paciente.

Colaboradores – Todos os profissionais ligados à instituição: além dos funcionários em regime CLT, terceiros, corpo médico, prestadores de serviços e corpo de voluntários.

Concierge – Profissional que atua na admissão do cliente como facilitador.

Healing environments – Ambientes que favorecem a cura.

Healing hospitality – Hospitalidade na relação humana que propicie a cura.

HEALTH FLATS – Hotel de longa permanência com características clínicas.

HERBANÁRIO ou ERVANÁRIO – Estabelecimento que comercializa plantas medicinais.

HISTERECTOMIA – Retirada do útero.

HOME CARE – Serviço médico domiciliar.

HOSPICE – Local de hospedagem para público de terceira idade, recebendo serviços de condomínio e de infraestrutura hospitalar. Nos Estados Unidos, estão normalmente localizados perto de hospitais.

JCI – Joint Commission International – Com sede nos Estados Unidos, é uma entidade sem fins lucrativos, subsidiária e divisão da Joint Comission of Health Care Organizations (JCHO), que tem como missão melhorar a qualidade da assistência à saúde internacional, fornecendo serviços de acreditação no mundo.

LIMPEZA TERMINAL – Limpeza realizada após a saída do paciente, antes do uso por um novo cliente.

MARKET SHARE – Dados sobre o desempenho de empresas que disputam um mesmo mercado.

MATRIZ BCG – Nome dado a um instrumento que possibilita análise da carteira de produtos de uma empresa baseada em grandes fatores: crescimento de mercado/participação de mercado e lucratividade.

NÃO CONFORMIDADE – Não atendimento a um requisito, que deve ser entendido como necessidade ou expectativa expressa de forma implícita ou obrigatória. Pode ser uma lei, uma norma ou especificação interna.

SINISTRALIDADE – Índice utilizado pelas operadoras de saúde para regular e disciplinar o uso do plano pelos seus segurados.

TURN-OVER – Rotatividade de funcionários de um setor ou empresa.

Bibliografia

ABRAMCZYK, Julio. "Para a AMB há escolas médicas demais". Em *Folha de S.Paulo*, São Paulo, 29-10-2006, p. C9.

ALVES, Rubem. *A gestação do futuro*. Campinas: Papirus, 1987.

_____. *Filosofia da ciência*. São Paulo: Loyola, 2005.

_____. *O médico*. São Paulo: Papirus, 2008.

ANDALEEB, Syed Saad *et al.* "Patient satisfaction with health services in Bangladesh". Em *Health Policy and Planning*, 22 (4), 2007.

ANDRADE, Maria Margarida de. *Como preparar trabalhos para cursos de pós-graduação*. São Paulo: Atlas, 1999.

ASMUSSEN, Michael Willy. "Automação na hotelaria". Em *Revista Oesp*, ano 2, São Paulo, outubro de 1997.

ASSOCIAÇÃO NACIONAL DE HOSPITAIS PRIVADOS. *Observatório*, 10, 2018.

_____. *Observatório*, 9, 2017.

_____. *Observatório*, 8, 2016.

AURÉLIO. *Minidicionário da língua portuguesa*. Curitiba: Positivo, 2006.

BAKER, Susan Keane & BANK, Leslie. *I'm Sorry to Hear That: Real Life Responses to Patients' 101 Most Common Complaints About Health Care*. Gulf Breeze: Fire Starter, 2008.

BALESTRIN, Francisco. "Hospitais brasileiros elevam endividamento". Em *O Estado de S. Paulo*, São Paulo, 2-7-2005.

BARR, Joseph. "Talismans and Amulets in the Pediatric Intensive Care Unit: Legendary Powers in the Contemporary Medicine. Folk Medicine in the ICU". Em *U.S. News & World Report*, 137 (1), Washington, abril de 2000.

BELASCO, James & STAYER, Ralph. *O voo do búfalo*. Rio de Janeiro: Campus, 1994.

BENTO, Sérgio Lopez. Redução de custos através da revisão de processos. 2016. Disponível em http://eventosfehosp.com.br/2017/material/rio_de_janeiro/manha/4%20%2005.05.16%20 %20Apresenta%E7%E3o%20FEHOSP%20%20Planisa.pdf. Acesso em 22-5-2018.

_____. "Saúde privada brasileira passa por séria crise". Em *Jornal do CRA*, XXIX (240), São Paulo, junho de 2005.

BERNARDES, Cyro. *Teoria geral das organizações*. São Paulo: Atlas, 1991.

BOEGER, Marcelo Assad. *Gestão em hotelaria hospitalar*. São Paulo: Atlas, 2003.

_____. *Hotelaria hospitalar: implantação e gestão*. Curitiba: Intersaberes, 2017.

_____ & YAMASHITA, Ana Paula. *Gestão financeira para meios de hospedagem*. São Paulo: Atlas, 2005.

BOFF, Leonardo. *A águia e a galinha*. Rio de Janeiro: Vozes, 1997.

_____. *Hospitalidade: direito e dever de todos*. Rio de Janeiro: Vozes, 2005.

_____. *Saber cuidar*. Rio de Janeiro: Vozes, 2004.

BORBA, Valdir Ribeiro. *Marketing de relacionamento para organizações de saúde*. São Paulo: Atlas, 2004.

BORGES, Caio. "Efeitos terapêuticos. Risoterapia: brincar é saudável". Em *Revista Hands on*, nº 7, dezembro de 2001/janeiro de 2002. Disponível em http://www.abcancer.org.br/materia.asp?id=55. Acesso em 21-11-2005.

BRASIL. Lei nº 10.098, de 19 de dezembro de 2000. *Diário Oficial da União*. Brasília: 2000.

BURKE, Peter & PORTER, Roy. *Linguagem, indivíduo e sociedade*. São Paulo: Unesp, 1993.

_____. *Línguas e jargões*. São Paulo: Unesp, 1997.

CAPRA, Fritjof. *O ponto de mutação*. São Paulo: Cultrix, 1982.

CAPRARA, Andrea & FRANCO, Anamélia Lins e Silva. "A relação paciente-médico: para uma humanização da prática médica". Em *Cadernos de Saúde Pública*, 15 (3), Rio de Janeiro, 1999.

CARNIELO, Marcelo Tadeu. Palestra proferida no IV Simpósio Internacional Albert Einstein de Hotelaria Hospitalar. São Paulo, 2017.

CHAROUX, Ofélia M. G. *Metodologia: processo de produção, registro e relato do conhecimento*. São Paulo: DVS, 2004.

CHON, Kye-Sung & SPARROWE, Raymond. *Hospitalidade: conceitos e aplicações*. São Paulo: Thomson, 2003.

CICCONE, L. *Salute e malattia: questioni di morale della vita fisica*. Milão: Ares, 1986.

COELHO, Tom. *Síndrome de Deus*. 2004. Disponível em http://www.abqv.org.br. Acesso em 12-5-2006.

COLLUCCI, Claudia. "Cirurgia plástica atrai estrangeiros ao país". Em *Folha de S.Paulo*, São Paulo, 10-8-2003. Disponível em http://www1.folha.uol.com.br/folha/equilibrio/noticias/ult263u2686.shtml. Acesso em 26-5-2006.

_____. "Dieta rica em nutrientes reduz infecção cirúrgica". Em *Folha de S.Paulo*, São Paulo, 29-10-2006.

CORRÊA, Henrique L. & CAON, Mauro. *Gestão de serviços*. São Paulo: Atlas, 2002.

BIBLIOGRAFIA

_____ & CORRÊA, Carlos A. *Administração de produção e operações*. São Paulo: Atlas, 2004.

CURTO, Célia. "Serviço público de primeiríssimo mundo. Aqui mesmo". Em *O Estado de S. Paulo*, 19-9-2004.

DE CICCO, Lúcia Helena Salvetti. "Florais de Bach". Disponível em http://www.saudevida online.com.br/florais.htm. Acesso em 21-11-2005.

DENCKER, Ada de Freitas Maneti & BUENO, Marielys Siqueira. *Hospitalidade: cenários e oportunidades*. São Paulo: Thomson, 2003.

_____ & VIÁ, Sarah Chucid de. *Pesquisa empírica em ciências humanas*. São Paulo: Futura, 2001.

DIAS, Celia Maria M. *Hospitalidade: reflexões e perspectivas*. Barueri: Manole, 2002.

DOKTER. Pacientes 2.0: informados e questionadores. Disponível em http://www.dokter.com. br/2016/03/12/pacientes-2-0-informados-e-questionadores/. Acesso em 20-6-2018.

DRUCKER, Peter. *Inovação e espírito empreendedor: prática e princípios*. 2ª ed. São Paulo: Pioneira, 1987.

ENGELHARDT, H. T. *Manuale di bioetica*. Milão: Il Saggiatore, 1991.

FESTER, Antonio Carlos Ribeiro. *Antonio Candido, 80 anos de humanização*. Disponível em http://www.dhnet.org.br/direitos/militantes/fester/candid80.htm. Acesso em 9-1-2007.

FLICK, Uwe. *Uma introdução à pesquisa qualitativa*. Porto Alegre: Bookman, 2004.

FOUCAULT, M. *Microfísica do poder*. 13ª ed. Rio de Janeiro: Graal, 2000.

FRANCO, Ariovaldo. *De caçador a gourmet*. São Paulo: Editora Senac São Paulo, 2001.

FRANKL, Viktor. *Sede de sentido*. São Paulo: Quadrante, 1974.

FUSTER, L. F. *Teoria e técnica do turismo*. Campinas: Papirus, 1979.

GODBOUT, Jacques T. *O espírito da dádiva*. Rio de Janeiro: FGV, 1999.

GODOI, Adalto Felix de. *Hotelaria hospitalar e humanização no atendimento em hospitais*. São Paulo: Ícone, 2004.

GOLEMAN, Daniel. *Inteligência emocional*. Rio de Janeiro: Objetiva, 1995.

GOTMAN, A. *Le sens de l'hospitalité*. Paris: Presses Universitaires de France, 2001.

GRABOIS, Victor. Palestra proferida no XVII Encontro de Hospitais do Estado do Rio de Janeiro. Búzios, 13 de abril de 2018.

HAMEL, Gary & PRAHALAD, C. K. *Competindo pelo futuro*. Rio de Janeiro: Elsevier, 2005.

HOUAISS, Antônio. *Dicionário da língua portuguesa*. Rio de Janeiro: Objetiva, 2001.

HRONEC, Steven M. *Vital Signs*. Nova York: Amacon, 1993.

IRIDOLOGIA. Disponível em http://www.espacocore.com.br/nutricao/iridologia.htm. Acesso em 21-11-2005.

JOINT COMMISSION RESOURCES. *Gerenciando o fluxo de pacientes: estratégias e soluções para lidar com a superlotação hospitalar*. Porto Alegre: Artmed, 2008.

KAPLAN, Robert & NORTON, David. *A estratégia em ação*. Rio de Janeiro: Campus, 1997.

_____. *Mapas estratégicos*. 8ª ed. Rio de Janeiro: Campus, 2004.

KOTLER, Philip & ARMSTRONG, Gary. *Introdução ao marketing*. Rio de Janeiro: LTC, 2000.

LARSEN, Donald E. & ROOTMAN, Irving. "Physician role performance and patient satisfaction". Em *Social Science & Medicine*, 10 (1), 1976.

LAS CASAS, Alexandre Luzzi. *Marketing de serviços*. São Paulo: Atlas, 1997.

LASHLEY, Conrad. *Em busca da hospitalidade*. Barueri: Manole, 2004.

LEE, Fred. *Se Disney administrasse seu hospital*. Porto Alegre: Bookman/Artmed, 2008.

LOPES, Adriana Dias. "Brasil descobre o turismo de saúde". Em *O Estado de S. Paulo*, São Paulo, 17-7-2005

_____. "Consultórios feitos para acalmar". Em *O Estado de S. Paulo*, São Paulo, 7-5-2006.

LOPES, Andreia Cordeiro *et al*. *Os desafios na implantação da hotelaria hospitalar*. Trabalho de conclusão do curso de Pós-graduação em Hotelaria Hospitalar. São Paulo: Instituto Israelita de Ensino e Pesquisa Albert Einstein, 2004.

LOURENÇO, Alexandre. "Financiamento na saúde não acompanha demanda". Em *Jornal do CRA*, XXIX (240), São Paulo, junho de 2005.

LYNCH, Dudley & KORDIS, Paul L. *A estratégia do golfinho: a conquista de vitórias em um mundo caótico*. São Paulo: Cultrix, 1988.

MACHADO, Lia Zanotta. "Dádivas, conflitualidades e hierarquias na saúde". Em MARTINS, Paulo Henrique & CAMPOS, Roberta Bivar. *Polifonia do dom*. Recife: Universitária/ UFPE, 2006.

MAGNONI, Carlos Daniel. "Desnutrição hospitalar no Brasil". Em *Jornal do Cremesp*, nº 161, São Paulo, janeiro de 2001.

MANGO, Paul D. & RIEFBERG, Vivian E. "Making Patients Better Consumers". Em *McKinsey Quarterly*, Chicago, 2-2-2006.

MANN, Thomas. *A montanha mágica*. Rio de Janeiro: Nova Fronteira. 1980.

MARTINS, Paulo Henrique. *Contra a desumanização da medicina*. Rio de Janeiro: Vozes, 2003.

_____ *et al*. *Polifonia do dom*. Recife: Universitária/UFPE, 2006.

MAUSS, Marcel. "Essais sur le don: forme et raison de l'echange dans les sociétés archaiques". Em *Sociologie et anthropologie*. Paris: PUF, 1999.

MOORE, Michael. *Stupid White Men*. São Paulo: W11, 2003.

MORAES, Ornélio Dias de *et al*. *Hotelaria hospitalar*. Caxias do Sul: Educs, 2004.

MORATTI, Daniela *et al*. *Conforto para médicos atuantes em centro cirúrgico*. Trabalho de conclusão de curso de Especialização em Hotelaria Hospitalar. São Paulo: Instituto Israelita de Ensino e Pesquisa Albert Einstein, 2006.

MUSSAK, Eugenio. *Metacompetência*. São Paulo: Gente, 2003.

NAVA, Pedro. *Galo das trevas*. Coleção Memórias, vol. 5. Rio de Janeiro: Nova Fronteira, 1987.

NESTLÉ Food Services. *Caring: Hospital*. São Paulo, 2005.

PADILHA, Ricardo Ianello. "Call center: contact center". Em GUIMARÃES, Nísia Roxo. *Hotelaria hospitalar: uma visão interdisciplinar*. São Paulo: Ateneu, 2007.

PATERHAN, Christian. *Eneagrama: um caminho para o seu sucesso individual e profissional*. São Paulo: Madras, 2003.

PEREIRA NETO, André de Faria. *Os interesses profissionais da elite médica.* Tese de doutorado. Rio de Janeiro: Universidade do Estado do Rio de Janeiro/Instituto de Medicina Social, 1997.

PESSINI, Leocir. *Saúde, religião e espiritualidade.* São Paulo: Centro Universitário São Camilo, 1977.

PNHAH. "Direitos do paciente". Disponível em http://www.campinas.sp.gov.br/saude/seus_direitos/direitos_paciente.htm. Acesso em 15-10-2006.

PORTER, Michael E. *Competição – on competition: estratégias competitivas essenciais.* Rio de Janeiro: Campus, 1999.

PORTER, Michael & TEISBERG, Elizabeth. *Repensando a saúde.* Porto Alegre: Bookman, 2007.

PORTER, Roy. *Das tripas coração.* Rio de Janeiro: Record, 2004.

QUIROPRÁTICO. *Quiropraxia.* Disponível em http://www.quiroclinica.com.br/page3.html. Acesso em 21-11-2005.

REICHHELD, Fred & MARKEY, Rob. *A pergunta definitiva 2.0.* Rio de Janeiro: Elsevier, 2011.

REVISTA SINHA, *Sistema integrado de indicadores hospitalares,* 1 (1), São Paulo, novembro de 2006.

RIBEIRO, Antonio Carlos & ZOCOLER, José Aristides. Prefácio. Em BOEGER, Marcelo Assad & YAMASHITA, Ana Paula. *Gestão financeira para meios de hospedagem.* São Paulo: Atlas, 2005.

RIFKIN, Jeremy. *O fim dos empregos.* São Paulo: Makron, 1991.

ROSSO, Fabrizio. *Gestão ou indigestão de pessoas: manual de sobrevivência para RH na área de saúde.* São Paulo: Loyola, 2004.

SALLES, Maria do Rosário Rolfsen. *Médicos italianos em São Paulo: um projeto de ascensão social (1890-1930).* São Paulo: Idesp, 1997.

SANT'ANNA, Emilio. "Cursinhos se especializam em candidatos à residência médica". Em *O Estado de S. Paulo,* São Paulo, 16-12-2006.

SCHUMACHER, E. *Small is Beautiful.* Nova York: Harper&Row, 1975.

SGRECCIA, E. *Bioetica: manuale per medici e biologi.* Milão: Vita e Pensiero, 1986.

_____. *Salute e salvezza cristiana nel contesto dell'educacazine sanitaria.* Milão: Medicina e Morale, 1986.

SHETH, Jagdish N. & SISODIA, Rajendra S. "High Performance Marketing". Em *Marketing Management,* 10 (3), Chicago, 2001.

SINDICATO Médico do Rio Grande do Sul. Memória da profissão. Disponível em http://www.simers.org.br/revista0904-30.htm. Acesso em 17-2-2006.

SOCIEDADE Brasileira de Geriatria. "Faltam médicos geriatras no país". Em *O Estado de S. Paulo,* São Paulo, 11-12-2005.

SPOLON, Ana Paula Garcia & QUADROS, Antonio Carlos Moura de. *Glossário técnico hoteleiro.* São Paulo: Fisp, 2000.

STEINGARTEN, Jeffrey. *O homem que comeu de tudo.* São Paulo: Companhia das Letras, 2001.

TRANJAN, Roberto Adami. *Metanoia.* São Paulo: Gente, 2002.

TRIGO, Luiz Gonzaga Godoi. *A sociedade pós-industrial e o profissional de turismo*. Campinas: Papirus, 1998.

_____. *Entretenimento: uma crítica aberta*. São Paulo: Editora Senac São Paulo, 2003.

VALDÉS, Jesús Álvarez. *Marketing estratégico e estratégia competitiva de empresas turísticas*. Tese de doutorado. São Paulo: Faculdade de Economia, Administração e Contabilidade da Universidade de São Paulo, 2003.

VALENZUELA, Paulina & PEZOA, Marcela. *Estudio de opinión a usuarios del sistema de salud, reforma y posicionamiento de la Superintendencia de Salud*. 2015.

VATICANO. Comissão de Pastoral da Saúde da Conferência Episcopal da Itália, nº 42, 1990.

ZEITHAML, A. Valarie & BITNER, Jo Mary. *Marketing de serviços: a empresa com foco no cliente*. 2ª ed. Porto Alegre: Bookman, 2003.